Himmelsblumen und Erdensterne

Bach-Blüten als Wegbegleiter
für Mensch und Tier

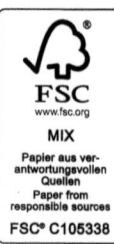

Bibliografische Information der Deutschen
Nationalbibliothek: Die Deutsche Nationalbibliothek verzeichnet
diese Publikation in der Deutschen Nationalbibliografie;
detaillierte bibliografische Daten sind im Internet über
dnb.dnb.de abrufbar.
© 2019 Aruna Meike Siewert
Korrektur Annika Labsch
Cover & Satz Sabine Busche, redhead design
Herstellung und Verlag: BoD – Books on Demand, Norderstedt,
2019
ISBN: 9783749433810

Für Rainer
bei Dir hat mein Herz ein Zuhause gefunden

Inhaltsangabe

Vorwort

Bach-Blüten sind out! Wer nutzt denn noch Bach-Blüten…
Ja, ich muss dir Recht geben, die große Kraft dieser Essenzen ist leider nicht mehr en vogue, was aber nichts daran ändert, dass sie bei sachkundigem und kompetentem Einsatz echte Powerpakete sind, die Mensch und Tier eine sehr kraftvolle Unterstützung bei der Bewältigung des Abenteuers Leben sein können. Sie bieten wundervolle Hilfe bei seelischen/psychischen Befindlichkeiten, Voraussetzung dafür ist allerdings, genau die passende Blüte zu finden.

In einer Zeit, in der alles schnell gehen soll, Mittel sofort wirken müssen, sich niemand mehr auseinandersetzen mag und wir das sofortige Allheilmittel für jede Eventualität suchen, sind Bach-Blüten anstrengend. Wir müssen uns tatsächlich damit auseinandersetzen, uns belesen, damit beschäftigen und uns ihnen langsam nähern – erst dann zeigen sie uns ihre große Kraft und nur so können sie ihre ganze Schönheit vor uns offenbaren.

In meiner Heilpraxis in Berlin, die ich viele Jahre betrieb, bevor ich sie zu Gunsten eines Lebens auf dem Land aufgegeben habe, verließ kaum ein Patient ohne Bach-Blüten die Praxis.

Heute nutze ich sie wieder, diese kleinen Kraftpakete, momentan vor allem zur Unterstützung unserer tierischen Begleiter. Und auch hier gibt es wunderbare Erfolge mit den kleinen Blüten.
Ich möchte dir diese großartigen Helfer näher bringen, denn Bach-Blüten sind genau die einfache, nebenwirkungsfreie Medizin, von der Dr. Edward Bach (übrigens ein Schulmediziner) immer geträumt hat. Allerdings müssen wir bereits sein, genau hinzuschauen.
In diesem Sinne freue ich mich, gemeinsam mit dir auf eine Reise zu gehen.

Von Herzen
Aruna Siewert
Barnitz, Januar 2019

Einleitung

Bach-Blüten sind für mich die Blumen des Himmels und die Sterne der Erde. Sie verbinden beides in sich, lassen uns die Erde unter unseren Füßen spüren und das Universum über unserem Kopf erahnen. In der Mitte stehen wir, Teil der göttlichen Energie und Teil von Mutter Erde. Auch wir vereinen beides in uns – ebenso wie die Bach-Blüten.

Aufteilung

Du findest in diesem Buch eine klitzekleine *Beschreibung* der einzelnen Blüten. Manchmal kannst du beim genauen einfühlen schon eine Idee der Wirkung spüren.

Unter *Wesen* beschreibe ich die Essenz der Blüte, hier erkennst du oft schon Parallelen zu einem Menschen oder einem Tier.

Die *Wirkung* beschreibt die Veränderung, die mit Einnahme der Blüte einhergehen kann. Die Wirkung der Blüten auf Menschen und Tiere ist im Grunde sehr ähnlich, nur benötigen wir manchmal eine Übersetzung menschlicher Eigenschaften in tierische Verhaltensweisen. Diesem Teil dient der Absatz *Einsatz Tier*.

Wichtig ist die *Abgrenzung* zu anderen Mitteln. Indem wir uns hiermit befassen, erkennen wir schnell die kleinen, aber feinen Unterschiede zu mancher anderen, aber auf dem ersten Blick ähnlichen Blüte. An diesem Punkt können wir viel über die Energie und Qualität der unterschiedlichen Blüten lernen und es gelingt, sich die Unterschiede besser einzuprägen.

Als letztes gibt es noch eine *Assoziation*, die es mir vor vielen Jahren ermöglicht hat, die Qualität der verschiedenen Blüten einzuprägen.

Am Ende des Buches findest du ein großes *Symptomregister*. Die Symptome von Mensch und Tier sind im Grunde sehr ähnlich und wenn wir uns bewusst in die Tiere einfühlen und genau hinschauen, finden wir schnell das menschliche Äquivalent. Versuche bitte zu schauen, welche Symptome dein Tier in einer menschlichen Gestalt zeigen würde. Außerdem ist es bei Mensch und Tier gleichermaßen wichtig, nach dem „Warum" zu fragen. Das Symptom, das wir sehen, ist eine Sache, aber was steckt für ein Gefühl oder Bedürfnis dahinter? Wenn du dich für ein paar Blüten entschieden hast, lies sie noch einmal durch und schaue, ob sie passen. Wenn du diese Aspekte berücksichtigst, kommst du schnell zu den passenden, unterstützenden Blüten.

Dir ist bestimmt schon aufgefallen, dass das Buch keine Bilder hat. Ich habe zu Gunsten des Preises auf einen Vierfarbdruck verzichtet. Bach-Blüten-Bilder findest du überall im Netz und in vielen anderen Büchern. Auch alle Informationen über das Leben von Dr. Edward Bach, seine Einteilung der Blüten und den Herstellungsmethoden kannst du überall nachschlagen. Deshalb habe ich diese Themen ausgespart und mich nur auf die Blüten und das umfangreiche Symptomregister konzentriert.

Wie nimmt man Bach-Blüten ein?

Wenn Du deine individuelle Zusammenstellung gefunden hast (max. sieben Blüten), musst du dir deinen Zaubertrank noch mischen lassen. Manche Apotheken vor Ort mischen Bach-Blüten an. Solltest du dort nicht fündig werden, kannst du im Internet schauen, zum Beispiel hier **www.bachbluetenapo.com** oder hier **www.bio-apo.de**. Normalerweise reicht eine 30ml Flasche, in die von jeder Blüte drei Tropfen hineinkommt. Edward Bach sagte, man solle 4 x 4 Tropfen am Tag einnehmen. Meine Erfahrungen sind anders. In der ersten Zeit habe ich meist das Gefühl, ich müsste, im übertragenen Sinne, in den Blüten „baden" – folglich nehme ich sie sehr oft – das ändert sich meist ziemlich schnell und bald nehme ich sie „gesittet" mehrmals am Tag, bis ich sie irgendwann vergesse – dann ist die Mischung durch. Entweder du brauchst dann eine neue Mischung mit einer meist veränderten Zusammensetzung, oder die Themen haben sich aufgelöst.
Bach-Blüten korrespondieren mit deinem Energiefeld – deshalb kannst du auch deiner Intuition trauen was die Einnahmemenge und -dauer anbelangt.
Bei Tieren empfiehlt sich, die neue Flasche zu teilen und die Hälfte im Kühlschrank zu deponieren. Durch Bakterien vom Fang oder Maul können sie nach einer Zeit Schlieren bekommen. Sollte das der Fall sein, kippe den Rest in die Blumen. Nun kommt dein zurückgelegter Teil aus dem Kühlschrank zum Einsatz. Tieren mische ich die Bach-Blüten immer mit Wasser an. Übrigens kannst du bei Tieren auch vier Tropfen der Mischung auf das Lieblingsleckerlie machen....

Es hat sich bewährt, auch kleine Veränderungen aufzuschreiben, denn Bach-Blüten wirken heimlich, still und leise wie Wasser, das sich langsam seinen Weg bahnt. Oft bemerken wir die Veränderungen lange nicht, bis wir genauer hinsehen und erkennen, dass die ursprünglichen Themen keine, oder eine geringere Relevanz in unserem Leben haben.

Der nächste heilsame Schritt

Meine wunderbare Lehrerin Dr. Renate Wirth, bei der ich das Familien-stellen lernen durfte, sagte oft: „Das ist der nächste heilsame Schritt". In diesem Sinne sind auch energetische Behandlungen und Bach-Blüten zu verstehen. Heilung hat viele Gesichter und findet auf vielen Ebenen statt. Nur wenn wir bereit sind, uns Schicht um Schicht anzusehen und abzu-tragen, kommen wir bei uns an.

Der Vollständigkeit halber möchte ich noch erwähnen, dass Bach-Blüten weder Arzt noch Heilpraktiker ersetzen können. Auch für mangelnde Zeit, Empathie, Liebe, Erziehung und bei den Tieren auch Training, sind sie kein Ersatz. Sie sind wundervolle Unterstützer und Heiler auf einer Ebene – die anderen Ebenen zu erfassen und zu heilen fällt mit ihnen zwar meist leichter, machen müssen wir es aber selbst.

Und jetzt geht's los. Die Blüten sind alphabetisch geordnet. Edward Bach hatte ursprünglich eine andere Aufteilung, aber das Suchen und Finden geht so schneller und ich empfinde es als übersichtlicher.

Viel Spaß

mit diesen wunderbaren

Himmelsblumen und Erdensternen...

Agrimony – Odermenning

vom Maskenträger zum „Ich bin"

Agrimonia eupatoria - kleiner Odermennig – erfreut mit seinen zahlreichen kleinen, gelben Blüten unser Herz. Die Wurzeln sind fest mit dem Boden verbunden, der Stängel ragt dagegen kerzengerade in den Himmel. Hier finden wir schon einen Teil der Wirkung als Bach-Blüte.

Wesen: Agrimony-Menschen zeigen sich meist von Ihrer besten Seite. Sie erscheinen als fröhliche, unkomplizierte Zeitgenossen, humorvoll und witzig, stets freundlich und bei jedem beliebt. Sie lieben ein harmonisches Miteinander, sind gerne in Gesellschaft und gehen sensibel und empfindsam auf andere Menschen ein. Doch der Schein trügt. Agrimony-Menschen verstecken ihre wahren Gefühle hinter einer Fassade aus Unbekümmertheit, Fröhlichkeit und Positivismus. Sie mögen keine Spannungen in ihrem Umfeld. Lieber stecken sie ihre eigenen Bedürfnisse zurück und verbreiten eine gute Stimmung. Die Angst vor Auseinandersetzungen führt zu Inkonsequenz. Konflikte werden nicht gelöst, sondern eher ausgesessen in der Hoffnung, sie würden sich - wenn man nur nicht hinschaut - von alleine lösen. Auf der körperlichen Ebene rauben diese ungelösten und nicht beachteten Konflikte dagegen viel Energie. Agrimony-Menschen können selbst nur schwer hinter ihre eigene Fassade blicken, was dazu führt, dass sie auch sich selbst etwas vormachen und ihre Authentizität bleibt dabei auf der Strecke.
Dieses verdrängte Konfliktpotential kann im ungünstigen Fall auch Drogenmissbrauch fördern.

Wirkung: Mit Hilfe von Agrimony gelingt es, zu sich selbst zu stehen und ehrlich zu sich und anderen zu sein. Die Bach-Blüte unterstützt, dass wir uns anderen Menschen anvertrauen, hilft aus der Oberflächlichkeit heraus und schenkt uns Mut, unser wahres Gesicht zu zeigen. Mit Agrimony befördern wir die ungeliebten Gefühle aus ihrem Schattenreich ans Tageslicht. Wir trauen uns, unsere Gefühle wieder zu fühlen, unsere Angst vor Schmerz, Ablehnung und Auseinandersetzung auszuhalten und uns ihr zu stellen. Von hier aus betrachtet erkennen wir, dass es sich um Gefühle handelt, die zu jedem Menschen in unterschiedlicher Ausprägung gehören und die uns zu Menschen machen - unvollkommen, aber ganz anwesend und verankert im Sein. Dadurch erreichen wir ungeahnte Tiefen in uns selbst und trauen uns, den dort verborgenen Schatz zu bergen.

Agrimony hilft uns ebenfalls, die Höhen in unserem Sein zuzulassen und unterstützt, klar, selbstverantwortlich und authentisch zu handeln – nach Außen und für uns selbst.

Immer wenn es schwerfällt, zu sich und seiner Wahrheit zu stehen, wenn wir uns nicht trauen, unsere Meinung oder unser Interesse klar zu vertreten, ist Agrimony die Blüte der Wahl. Auch wenn es uns an Wahrhaftigkeit und Authentizität fehlt, wenn wir den Vorstellungen anderer entsprechen wollen um nicht anzuecken, oder gute Miene zum bösen Spiel machen, passt diese Blüte. Sie hilft uns, in unserem Sein zu entspannen.

Einsatz Tier: Ein Agrimony-Tier ist meist sensibel, erscheint auf den ersten Blick erst einmal unkompliziert und freundlich. Es macht nach außen einen fröhlichen und aufgeschlossenen Eindruck, schreckt mit seiner guten Laune auch vor muffeligen Menschen nicht zurück, liebt ein harmonisches Miteinander, lässt sich zu Spiel und Spaß motivieren und geht jeder Auseinandersetzung aus dem Weg. Fühlen sich diese Tiere aber unbeobachtet, fallen sie in sich zusammen wie ein Kartenhaus und sind traurig und niedergeschlagen. Oft neigen Agrimony-Tieren zu Ticks, sind unruhig und unkonzentriert. Der Agrimony-Zustand ist, analog zu den Menschen, auch bei Tieren mit zwei Gesichtern ausgestattet: eins, was uns gezeigt wird, und ein anderes - das wahre Gesicht - das Mensch oder Tier nicht zeigen möchte oder kann.

Es ist relativ schwer, bei einem Tier im Agrimony-Zustand zu erkennen, was es braucht. Das führt schnell zu einer Überforderung der Tiere. Es braucht Feingefühl und Einfühlungsvermögen des Menschen, diesen Zustand zu erkennen. Agrimony hilft dem Tier, uns zu zeigen, wie es ihm wirklich geht.

Abgrenzung:

Centaury gibt nach, weil er sich nicht abgrenzen kann, Agrimony gibt nach, weil er Konflikte scheut.

Centaury kann nicht Nein sagen, weil er sich nicht abgrenzen kann, Agrimony kann nicht Nein sagen, weil er die Harmonie nicht zerstören möchte.

Cherry Plum zeigt keine Gefühle, weil er Angst vor Kontrollverlust hat, Agrimony zeigt keine Gefühle, weil er sich nicht in die Karten schauen lassen will.

Cerato wirkt angepasst, weil er sich selber nicht vertraut, Agrimony wirkt angepasst, weil er Angst hat, sich mit seinen Unzulänglichkeiten zu zeigen.

Oak macht trotz Erschöpfung weiter, weil er nicht aufgeben kann, Agrimony macht weiter, weil er seine Schwäche vor sich und anderen nicht zugeben will.

Water Violet merkt man nicht an, wie es ihm geht, weil er sich isoliert, Agrimony merkt man es nicht an, weil er seinen wahren Zustand nicht zeigen mag.

Assoziation: Januskopf

Aspen – Espe

wenn Dünnhäutigkeit belastet

Populus tremula - Espe, auch Zitterpappel genannt - gilt in Mitteleuropa als die am weitesten verbreitete Pappelart. Jeder kennt das wunderschöne, üppige Rauschen der Pappel beim kleinsten Windhauch. Hier hat der Ausspruch „zittern wie Espenlaub" seinen Ursprung und lässt eine der Wirkungen von Aspen bereits erraten.

Wesen: Menschen, denen Aspen dienlich ist, sind meist dünnhäutig, sensibel und mit einer guten Intuition ausgestattet. Sie quält ein inneres Zittern und dunkle Vorahnungen, der Grund für diese Befindlichkeiten ist aber unklar. Aspen-Menschen sprechen über diese unheimlichen Ängste und Wahrnehmungen nicht. Lieber verschließen sie sie tief im Inneren aus Angst, andere Menschen könnten dieses Empfinden nicht nachvollziehen.   Diese Menschen erfassen auf energetischer Ebene die Ängste und Nöte ihrer Umwelt, haben aber oft Schwierigkeiten, ihre persönlichen Ängste von denen der Anderen zu unterscheiden.
Sie misstrauen ihren intuitiven Wahrnehmungen und versuchen, eine rationale Erklärung für dieses Empfinden zu erkennen. Menschen, die Aspen brauchen, haben meist wenig Urvertrauen mit auf den Weg bekommen.

Wirkung: Aspen schafft eine Balance zwischen der Seelenebene und der Körperebene. Sie ist eine Unterstützung für Menschen mit Ängsten und Vorahnungen, die erst einmal grundlos erscheinen. Die Bach-Blüte hilft, sich auf die Ebene der Intuition einzulassen und unseren besonderen Wahrnehmungen mit Vertrauen und zunehmend mehr Furchtlosigkeit zu begegnen. Sie unterstützt uns dabei, uns etwas Größerem anzuvertrauen, die eigene Gabe als etwas Positives erkennen und sie anderen zur Verfügung zu stellen. Aspen stärkt die Zuversicht, hilft bei einem besseren Umgang mit der Angst und lenkt unsere Medialität in gesunde Bahnen. Feinfühligkeit wird als Gabe und nicht als Fluch gesehen, wir werden mutiger und zuversichtlicher. Menschen, die auf feinschwingenderen Ebenen arbeiten, denen am Tagesende der Boden unter den Füßen fehlt oder die Schwierigkeiten haben, sich von anderen abzugrenzen, profitieren von Aspen. Wenn die Verbindung mit der Erde auf Grund langen Meditationen fehlt, wir uns fühlen, als wären wir „nicht mehr von hier" oder wir gerade in einem therapeutischen Prozess stecken, ist Aspen die Blüte der Wahl.

Einsatz Tier: Ein Tier im Aspenzustand ist oft ein zittriges und schreckhaftes Sensibelchen. Neues macht ihm Angst, wobei die Reaktion darauf sowohl Angstbeißen, als auch Rückzug sein kann. Auch neue Gerüche, ungewohnte Geräusche oder neue Wege erfreuen den überempfindlichen Aspencharakter nicht besonders. Er liebt einen festen Tagesablauf und fest verankerte Rituale – und das möglichst ausnahmslos. Die Angst von Aspen ist undefiniert und diffus, sie bezieht sich nicht auf etwas Konkretes. Oft sind auch die Nächte unruhig, weil Dunkelheit diese Tiere nicht selten überfordert. Aspen hat heute Angst vor der Mülltonne und morgen geht er völlig gechillt an der Tonne vorbei, kriegt dafür aber Schnappatmung bei der Plastiktüte, die sich ihren Weg über die Straße bahnt. Dieses Unkonkrete macht eine passende Reaktion darauf für uns Menschen schwierig. Aspentiere haben buchstäblich eine dünne Haut und ihnen fällt die Abgrenzung zu ihrem Halter schwer. Nicht selten bemerken sie die seelischen Befindlichkeiten ihres Halters schneller als der Mensch selbst. Aspen hilft dem Tier, sich ein etwas „dickeres Fell" zuzulegen, sicherer im Umgang mit Unvorhersehbarem zu werden und mutiger und tapferer durchs Leben zu marschieren.

Abgrenzung:
Mimulus kennt den Grund der Angst und spricht darüber, die Angst von Aspen ist ohne erkennbaren Grund und Aspen redet nicht darüber.
Rock Rose Angst geht in Panik über und ist akut, Aspens Angst ist grundlos und eher konstitutionell als akut.
Red Chestnut hat Angst um andere und weniger um sich selber, Aspen hat diffuse Angst, die er nicht benennen kann.
Cherry Plum hat Angst vor Überreaktion und Kurzschlusshandlungen, Angst vor den eigenen Gefühlen, Aspen hat eher unbewusste, unkonkrete Ängste.
Centaury kann sich nicht abgrenzen, weil sie geliebt werden wollen und sich ausnutzen lassen, Aspen kann sich nicht abgrenzen, weil die Grenzen energetisch verwischen und er schwer erkennen kann, was seins ist und was das der Anderen.

Larch ist ängstlich aus mangelndem Selbstbewusstsein, Aspen ist übersensibel.

Assoziation: vibrierender Baum bei nicht spürbarem Wind

Beech – Rotbuche

vom Verurteilen zum Verstehen

Fagus sylvatica – die Rotbuche - ist in weiten Teilen Europas zu Hause. Durch das dichte Blätterdach gedeihen andere Pflanzen in Buchennähe eher spärlich. Hier finden wir einen Hinweis auf den Einsatzbereich von Beech als Bach-Blüte.

Wesen: Beech hat zwei herausragende Merkmale: Massive Kritik oder überdimensionale Toleranz im Umgang mit anderen Menschen. Dabei übersehen wir, dass die menschlichen Angewohnheiten, die unseren Missmut besonders hervorbringen, oft die eigenen Schattenseiten sind, die wir bei uns selbst beharrlich ignorieren, dafür aber bei anderen gerne kritisieren. Die Kritik von Beech-Menschen ist messerscharf und wenig einfühlsam, die Messlatte ihrer Erwartungen an andere oft extrem hoch.
Der andere Aspekt von Beech besteht in einer unangemessenen Toleranz. Wir finden alles ok, auch wenn es längst an der Zeit wäre, einen konstruktiven und diplomatischen Änderungsvorschlag anzubringen oder die Dinge kritisch zu hinterfragen. Vor lauter Angst, als intolerant zu gelten, lassen wir alles durchgehen.
Nach außen können Menschen, die Beech brauchen, auch arrogant wirken. Sie isolieren sich, weil die Anderen „kaum auszuhalten" sind. Im tiefsten Innern sind diese Menschen aber eigentlich freundlich, scheuen Konflikte und hatten in ihrem Leben nicht selten selbst unter Diskriminierung zu leiden.
Zusammenfassend kann man sagen: Das objektive Urteilsvermögen ist bei Beech eingetrübt.

Wirkung: Beech kommt zum Einsatz, wenn wir bewerten, ohne Hintergründe zu kennen, meinen sicher zu wissen, was richtig und was falsch ist; wenn wir Menschen beurteilen, ohne sie und ihr Leben zu kennen und wenn wir alle Menschen nach unseren eigenen moralischen Maßstäben

und Grundsätzen bewerten. Es ist die Blüte der Wahl, wenn wir vergessen, dass (zum Glück!) nicht alle Menschen so sind wie wir. Hier fehlt uns der Blick auf die spezifischen Ressourcen des Einzelnen. Ein Jeder hat eine andere Lebensgeschichte, ein eigenes Schicksal, eigenes Tempo und vor allem eigene Themen und Aufgaben, die mit in diese Welt gebracht wurden...
Gleiches gilt übrigens auch bei übermäßiger Toleranz, denn dahinter steckt oft eine sehr kritische Haltung, die durch ein Übermaß an Toleranz verdeckt wird.
Beech als Bach-Blüte hilft uns, konstruktiv mit Schwächen und Stärken der Mitmenschen umzugehen. Sie unterstützt, mit Gefühl und angemessener Toleranz auf Menschen zuzugehen ohne in Polaritäten zu verfallen und sie hilft, Unzulänglichkeiten als mögliches Wachstumspotential im Anderen – und auch in uns selbst - zu erkennen.

Einsatz Tier: Ein Tier im Beechzustand ist eher intolerant und neigt zu Aggressionen gegenüber Menschen und Tieren, denen häufig im Vorfeld keine Warnung vorausgeht. Diese Tiere führen einen ständigen Kampf und wollen ihre Vormachtstellung stärken - sowohl im Rudel, als auch in der Mensch-Tier-Beziehung. Sie reagieren mit Drohgebärden, wenn sie nicht als Erste beim Futter sind, das begehrte Stöckchen ein anderes Tier hat oder sie sonst das Gefühl haben, ihre Stellung sei durch ein anderes Wesen gefährdet. Der Beech-Hund freut sich also nicht in jedem Fall über einen Kumpel, weder im heimischen Körbchen, noch auf der Hundewiese. Beech-Tiere neigen zu Protestpinkeln oder Selbstverstümmelung, wenn sie mit Aggression nicht weiterkommen. Diese Tiere spielen sich gerne als Chef auf und brauchen eine liebevolle, aber klare und eindeutige Führung mit Grenzen, die es einzuhalten gilt. Neben der Gabe von Beech ist bei so einem Tier sicher ein guter Trainer angesagt, der klare Grenzen setzt und unmissverständliche Vorgaben gibt ohne selbst in einen aggressiven Ton zu verfallen.

Abgrenzung:
Centaury kann sich „stärkeren" Persönlichkeiten gegenüber schwer abgrenzen, Beech ist zu tolerant, alles ist ok, was andere dazu veranlasst, ihm auf dem Kopf herum zu tanzen und für Beech die Abgrenzung weiter erschwert. Wenn Beech einer Kritiksucht unterliegt, grenzt er sich durch Intoleranz ab.
Holly verhält sich einzelnen Personen gegenüber aggressiv und intolerant, Beech hat allgemein die Tendenz zu diesem Verhalten.
Vervain steht aus Überzeugung anderen Meinungen intolerant gegenüber, Beech mangelt es an Toleranz, weil er die „Fehler", die er bei anderen deutlich sieht, bei sich nicht akzeptieren kann.

Vine nimmt aus Dominanzgebaren wenig Rücksicht auf die Gefühle anderer Menschen, Beech will sich nicht in die Gefühlswelt anderer Menschen hineinversetzen.

Water Violet isoliert sich aus einem Überlegenheitsgefühl und einer inneren Ruhe heraus, Beech isoliert sich aus Intoleranz.

Assoziation: strenge, unnachgiebige Lehrerin
(viele kennen vielleicht Fräulein Rottenmeier von „Heidi")

Centaury – Tausendgüldenkraut

vom „Nein" sagen können

Wesen: Centaury-Menschen dienen Anderen ohne zu murren, sind beliebt und werden wegen ihrer großen Hilfsbereitschaft und ihrer sanften, unaufdringlichen, unkomplizierten und freundlichen Art geschätzt. Sie sind eher angepasst als durchsetzungsstark, eher harmoniebedürftig als aufwieglerisch. Die eigenen Bedürfnisse und Wünsche werden nach hinten gestellt oder ganz aufgegeben, der Wunsch, anerkannt und geliebt zu werden, öffnet jeder Form von Ausnutzung Tür und Tor. Kritiklos ordnen sie sich unter, können keine Bitte abschlagen, das Wort Nein gehört nicht in ihr Repertoire und so schaffen sie es auch nicht, klare Grenzen zu setzen. Dabei überschätzen sie nicht nur ihre Kräfte, sondern verpassen auch ihre eigenen Lebenschancen. Centaury-Menschen haben ein geringes Selbstwertgefühl, sie laufen Gefahr, starken Persönlichkeiten blind zu vertrauen und weder Ansichten noch Absichten zu hinterfragen. Starke Menschen ängstigen sie und verstärken das Gefühl der eignen, vermeintlichen Unzulänglichkeit. Die Grenzen zwischen sich und den anderen verschwimmen immer mehr.

Wirkung: Die Bach-Blüte Centaury hilft, unsere eigenen Grenzen wieder wahrzunehmen, unsere Bedürfnisse zu spüren und auch für sie einzustehen. Wir können anderen helfen, ohne uns selbst ausbeuten zu lassen oder unsere Persönlichkeit aufzugeben. Es wird möglich, „Nein" zu sagen, bevor wir uns selbst an den Rand unserer eigenen Kraft bringen. Unser Selbstwertgefühl wird gestärkt und die Entwicklung eines eigenen Willens ermöglicht. Nach wie vor sind wir hilfsbereit und hingebungsvoll, aber nicht aus Mangel an Anerkennung und Liebe im Leben, sondern aus dem Wunsch des Helfens heraus und ohne unser eigenes Leben und unsere eigenen Bedürfnisse zu vergessen. Centaury ist auch die passende Blüte bei symbiotischen Beziehungen.

Einsatz Tier: Das Centaury-Tier ist eher zurückhaltend, ruhig und hat die Tendenz, sich mehr unterzuordnen als nötig. Es ist ein typisch „Loser" und lässt anderen den Vortritt, egal ob am Futternapf oder beim Spielen. Diese Tiere gehorchen schnell und setzen nie ihren eigenen Willen durch. Sie machen, was man ihnen sagt, haben die Tendenz, sich selbst zu überfordern, lassen sich alles - und von jedem - gefallen und können sich schlecht abgrenzen. Nicht einmal Schmerzen halten diese Tiere ab, ihre „Pflicht" zu erfüllen. Es fehlt an innerer Stärke und die Fähigkeit, sich auch einmal zu wehren. Sie sind unterwürfig, ermüden schnell und schauen wenig auf ihre Kraftreserven. Wenn Sport- oder Diensthunde aus Loyalität zu ihren Menschen mehr leisten, als ihnen gut tut unterstützt Centaury, den eigenen Bedürfnissen Rechnung zu tragen. Centaury hilft auch, den eigenen Willen zu stärken und sich abzugrenzen. Sieht der Mensch „kleine Anzeichen" einer Überforderung, ist es bei einem Centaury-Tier schon meist fünf nach zwölf. Übrigens neigen diese Tiere zum krank werden. Sie fangen sich jeden Virus/Bakterium ein.

Abgrenzung:
Clematis erscheint unklar, weil sie sich in eine Traumwelt flüchtet, Centaury erscheint unklar, weil die Abgrenzung zum Willen der Anderen fehlt und die eigenen Bedürfnisse unterdrückt werden.
Larch mangelt es an Selbstvertrauen, Centaury fehlt es an dem Willen und die Kraft zur Selbstbestimmung.
Agrimony macht, was andere möchten, um des „lieben Friedens willen", Centaury kann nicht „Nein" sagen und macht deshalb, was andere von ihm erwarten.
Red Chestnut ist überfürsorglich aus Angst um andere, Centaury ist überfürsorglich, weil er sich nicht abgrenzen kann.
Oak kann nicht aufhören zu arbeiten, weil er das rechte Maß verliert, Centaury kann nicht aufhören, weil er sich nicht traut, seine eigenen Grenzen gegenüber seinen Vorgesetzten zu vertreten.
Chicory erkennt seine Grenzen nicht, weil er sich als „Samariter" gut fühlen möchte, Centaury erkennt seine Grenzen nicht, weil er sich nicht traut, sie gegenüber anderen durchzusetzen.

Assoziation: Chiron – griechisches Fabelwesen, halb Mensch, halb Tier

Cerato – Bleiwurz

vom Vertrauen in die eigene Intuition

Ceratostigma willmottianum – Bleiwurz – wird in ihrem Ursprungsland Tibet als Weisheitssymbol verehrt. Im Erkennen unserer eigenen Weisheit erkennen wir einen Teil der Wirkung als Bach-Blüte.

Wesen: Cerato ist die Bach-Blüte für Menschen, die ihrer eigenen Intuition nicht trauen. Sie handeln unselbstständig, sind leicht beeinflussbar, haben Angst vor Fehlentscheidungen, sind unsicher und lieben es, eine charismatische und präsente Führungspersönlichkeit um sich zu haben, die ihnen sowohl Entscheidungen abnimmt, als auch die Verantwortung für die gefällten Entscheidungen übernimmt. Cerato-Menschen sind stets bemüht, alles richtig zu machen und nicht aufzufallen oder anzuecken. Sie richten sich nach den vorherrschenden Trends, orientieren sich an den Mainstream-Meinungen und suchen Antworten lieber im Außen als in sich selbst. Sie schenken obskuren Heilsverkündern gerne ihr offenes Ohr und Herz und sind darüber hinaus auch für Sekten empfänglich. Die Intuition funktioniert bei Cerato-Menschen eigentlich prima, nur leider vertrauen sie ihr nicht. Das Selbstwertgefühl steht kurz vor dem Untergang, deshalb suchen sie die Bestätigung ihrer Entscheidungen immer wieder von Freunden oder Bekannten. Sie sind dabei allerdings zutiefst verunsichert, weil die Ratschläge der anderen nicht selten ihrer Intuition widersprechen. Oft arbeiten und/oder leben Cerato-Menschen mit sehr dominanten Persönlichkeiten zusammen.

Wirkung: Cerato hilft, unser eigenes Wissen anzuzapfen und sich auf unser „Bauchgefühl" zu verlassen. So stärkt die Bach-Blüte unsere Entscheidungskraft. Es wird möglich, spontan und sicher unsere eigene Intuition anzuzapfen, die eigenen Stärken zu erkennen und Verantwortung für uns selbst zu übernehmen. Die Bach-Blüte hilft, unser Selbstbewusstsein zu stärken und uns nicht so sehr von anderen Menschen beeinflussen zu lassen. Die Tendenz, sich gerne vor der Verantwortung und den Konsequenzen der gefällten Entscheidungen davonzuschleicht, wird schwächer.

Einsatz Tier: Cerato ist die passende Blüte für Tiere, denen es an Selbstvertrauen mangelt weil sie nicht gelernt haben, sich selbst zu vertrauen. Diese Tiere sind häufig zu früh von Mama und Geschwistern getrennt worden, sie hören auf jeden und folgen jedem. Sie sind mit großen Trennungsängsten konfrontiert, die auch mal in einer Zerstörungswut enden können. Cerato-Tiere orientieren sich an anderen Tieren, auch wenn deren Art gar nicht ihrem Naturell entspricht. Diese Tiere haben kaum Eigeninitiative, sind unentschlossen und unsicher, dabei haben sie aber keine aggressiven Tendenzen. Oft haben sie tierisches Sozialverhalten nicht oder kaum lernen können und brauchen ganz dringend ihre Menschen, die sie schützen, motivieren und führen. Cerato unterstützt darin, mehr Eigeninitiative und Vertrauen in die eigenen Entscheidungen zu bekommen.

Abgrenzung:
Scleranthus kann sich nicht zwischen zwei Dingen entscheiden, fragt aber andere nicht um Rat, Cerato kann sich nicht entscheiden, weil er seiner eigenen Meinung und Intuition nicht traut, er redet aber im Gegensatz zu Scleranthus darüber.
Larch ist handlungsschwach aus mangelndem Selbstwertgefühl, Cerato handelt nicht, weil er seiner Intuition nicht traut und sich dadurch unsicher fühlt.
Walnut ist unsicher, weil der Weg und das Resultat einer Veränderung noch unbekannt sind, Cerato misstraut seinem Gefühl und ist deshalb unsicher in seiner Handlung.
Wild Oat macht einen unklaren Eindruck, weil er seine Ziele nicht kennt, Cerato traut seiner Wahrnehmung nicht und macht deshalb einen unklaren Eindruck.

Assoziation: Verschluss des dritten Auges durch Blei (Cerato ist die Bleiwurz)

Cherry Plum – Kirschpflaume

vom Kontrolletti zu Harmonie von Gefühl und Verstand

Prunus cerasifera – die Kirschpflaume – erscheint als Frühlingsblüher für unsere Augen genau dann, wenn wir meinen, den Winter, das Grau und die Kälte nicht mehr aushalten zu können. Hier spiegelt sich bereits eine ihrer Wirkungen als Bach-Blüte wieder.

Wesen: Der Cherry-Plum-Zustand erinnert an eine tickende Bombe, die irgendwann explodieren wird – leider kennt niemand den Zeitpunkt. Es gibt bei Cherry Plum eine Seite, die alles versucht, um die Kontrolle über innere Bilder und Erlebtes zu behalten. Beträchtlich ist die Angst, das Hochkommende nicht verarbeiten zu können, durchzudrehen, die Situation nicht mehr aushalten zu können, den Verstand zu verlieren oder etwas Unüberlegtes, Schreckliches zu tun. Nicht immer zeigt sich dieser Zustand so deutlich. Viel häufiger finden wir diese Themen in verschiedenen „Abschwächungen".

Bereits bei emotionalen, vielleicht etwas überzogenen Ausbrüchen, bei Gefühlschaos, Gefühlsdramen usw. kann Cherry Plum eine große Hilfe sein, um wieder in die innere Balance zu finden. Es ist auch dann die Blüte der Wahl, wenn man befürchtet, aus gestauten Gefühlen heraus etwas zu tun, was man hinterher bereuen würden. Cherry- Plum-Menschen neigen also dazu, mit ihren Gefühlen hinterm Berg zu halten. Sie haben Angst vor einem Kontrollverlust und vor dem, was dann zu Tage befördert würde. Viele der Seelen mit einer sehr feinen Energiefrequenz, wie sie seit Jahren auf die Erde drängen, haben Schwierigkeiten, das Leben hier „auszuhalten". Sie versuchen, nur Lichtvolles von sich zu zeigen und verdrängen so ihre Schattenseiten, statt sie zu integrieren. So streben diese Eigenschaften an die Oberfläche um sich zu entladen - dummerweise findet das dann oft unkontrolliert statt. Bei einem ausgeprägten Cherry-Plum-Zustand ist unbedingt ein Arzt und Therapeut zu Rate zu ziehen.

Wirkung: Im positiven Cherry-Plum-Zustand sind wir in der Lage, tief in die eigene Gefühlswelt einzutauchen, die dort erhaltenen Informationen und Erkenntnisse an die Oberfläche unseres Bewusstseins zu holen und dort positiv für uns einzusetzen. Uns wird zunehmend klarer, dass an jedem gefühlt „positiven" Zustand ein gefühlt „negativer" Zustand gekoppelt ist, Verstand und Gefühl gehören wieder zusammen und auch Licht und Schatten erfahren ein harmonisches Zusammenspiel. Das Ausleben unserer Gefühle bereitet uns weniger Angst, befreit unsere Kreativität und führt unser Inneres in eine Einheit. Die Blüte unterstützt uns bei der Bewusstwerdung unseres Unterbewussten, beim Wiedererlangen unsere Spontanität und Offenheit und sie ermöglicht, allen Gefühlen frühzeitig ins Auge zu sehen und sie zu artikulieren, bevor sie uns um die Ohren fliegen. Wir vertrauen wieder auf unsere innere Führung und sind in der Lage, uns vor uns selbst und vor anderen zu öffnen.

Einsatz Tier: Meine Assoziation zu Cherry Plum ist eine Silvesterrakete - genauso sind Tiere, die Cherry Plum brauchen. Sie neigen zu Überreaktionen, sind oft unbeherrscht und unentspannt. Sie haben Angst und tendieren zu einer übermäßige, vor allem in Innern schwelenden Unruhe und Anspannung. Irgendwann bricht sich diese Unruhe ihre Bahn und, für uns wie aus heiterem Himmel, rasten sie aus. Das kann in Form von Beißen (auch aus Angst) sein, es ist aber auch möglich, dass sie wie verrückt hin und her rasen, herumpöbeln oder etwas zerstören. Hintergrund ist keine Bösartigkeit (!), sondern eine ständige innere Anspannung, Ängste und im wahrsten Sinne des Wortes ein dünnes Fell. Cherry Plum verhilft den Tieren zu mehr Gelassenheit. Im besten Fall wird das Nervenkostüm gestärkt und aus einer Hypersensibilität wird eine „normale" Sensibilität.

Abgrenzung:
Impatiens reagiert gereizt und steht unter Druck, weil er ungeduldig ist, Cherry Plum steht unter Druck, weil er seine Gefühle nicht äußern kann.
Holly entlädt sich aggressiv und bewusst, Cherry Plum wird selbst durch den eigenen angestauten Druck überrascht, die „Entladung" erfolgt daher unbeherrscht und ist schwer steuerbar.
Agrimony versteckt seine Gefühle hinter einer Maske aus Fröhlichkeit, Cherry Plum hat Angst vor der Intensität seiner Gefühle und traut sich nicht, seine Gefühle zu zeigen, weil er fürchtet, von ihnen überwältigt zu werden.
Red Chestnut ist anderen gegenüber aggressiv, weil er beschützen möchte, Cherry Plum ist aggressiv, weil seine Gefühle unkontrolliert ausbrechen.
Rock Rose hat Angst vor einer Bedrohung, Cherry Plum hat Angst vor seinen Gefühlen. Aspens Angst ist nicht konkret, Cherry Plums Angst bezieht sich auf das Gefühlschaos.

Assoziation: Silvesterrakete

Chestnut Bud – Rosskastanie

aus Fehlern lernen

Aesculus hippocastanum - die gemeine Rosskastanie - kennt wahrscheinlich jeder. Für Chestnut Bud verwendete Edward Bach die im April heranwachsende, klebrige Knospe der Rosskastanie. In ihrer Klebrigkeit zeigt sie uns bereits ein wenig von ihrer Wirkung als Bach-Blüte.

Wesen: Chestnut Bud ist eine Blüte, die beim Leben-Lernen unterstützt, vor allem dann, wenn man dazu tendiert, immer dieselben Fehler zu machen. Menschen, denen Chestnut Bud helfen kann, sind von der schnellen Sorte, dabei aber oft unkonzentriert. Das Interesse an einer Sache geht rasch wieder verloren. Sie sind oft genial und sehr begabt. Diese Seite kommt aber nicht zum Ausdruck, weil sie gedanklich vorpreschen, bevor sie das Vorherige verarbeitet haben. Die Fehler werden wiederholt, weil sich Chestnut-Bud-Menschen nicht die Zeit nehmen, das Vergangene zu analysieren, in der Tiefe zu erfassen, zu begreifen und zu verarbeiten um daraus zu lernen. Damit behindern sie sich selbst in ihrer Entwicklung und in ihrem Lernen. Chestnut-Bud-Menschen gelingt quasi die Flucht vor sich selbst, sie setzen sich nicht mit sich und ihrer Situation auseinander, sondern sind dem Leben gegenüber eher ignorant und bockig.

Wirkung: Chestnut Bud unterstützt uns, zu reflektieren und von unseren Fehlern zu Lernen. Die Bach-Blüten hilft, dass wir uns konzentrieren und lässt uns geistig wach und achtsam sein. Sie dient damit unserer Weiterentwicklung, denn mit Chestnut Bud finden wir ein wenig Abstand zu uns und unseren Themen. Aus dieser Position heraus können wir realistisch und klar auf die Vergangenheit schauen, daraus lernen und zukünftig vermeidbare Fehler auch tatsächlich vermeiden. Wir kommen mit dieser Bach-Blüte in die Eigenverantwortung und sind keine Opfer mehr.

Einsatz Tier: Wenn Lernerfolge stagnieren oder das Gelernte schnell wieder vergessen wird kann Chestnut Bud helfen, aufmerksamer und konzentrierter zu sein. Wenn ein junges Tier nach monatelangem Üben immer wieder vergisst, dass jegliche Geschäfte draußen erledigt werden, kann Chestnut Bud dem Ganzen ein wenig auf die Sprünge helfen. Es ist nicht so, dass die Tiere uns ärgern wollen oder zu dumm sind - sie sind unkonzentriert und vergesslich und nehmen sich nicht die Zeit, Gelerntes zu verinnerlichen. Tiere, die Chestnut Bud brauchen, wiederholen mit Inbrunst ihre Fehler, ohne daraus zu lernen. Chestnut Bud ist auch angezeigt, wenn ein Tier immer wieder zu der gleichen Erkrankung neigt.

Abgrenzung:
Wild Oat fehlt die „Berufung", weshalb sein Leben eher stagniert, Chestnut Bud kommt nicht weiter, weil er immer wieder die gleichen Fehler macht, ohne daraus zu lernen.
Clematis ist unkonzentriert, weil er sich in Tagträume verstrickt, Chestnut Bud hat Konzentrationsschwierigkeiten, weil er gedanklich bereits einen Schritt weiter ist.
Impatiens ist grundlegend ungeduldig, Chestnut Bud neigt dazu, den

zweiten Schritt vor dem ersten zu machen und wirkt dadurch fahrig und unkonzentriert, ist aber im Grunde nicht ungeduldig.

Willow fühlt sich als Opfer. Schuld daran sind andere Menschen, Gott oder das Schicksal. Chestnut Bud fühlt sich als Opfer, weil ihm immer wieder dieselben Dramen geschehen und er seinen Anteil daran nicht erkennt.

Assoziation: Wir verfahren uns immer an derselben Kreuzung

Chicory – Wegwarte

vom Fordern zum Geben

Chicorium intybus - die Wegwarte - galt früher als Sinnbild einer, oft unerfüllten, treuen Liebe. Hier findet man einen Aspekt ihrer Wirkung als Bach-Blüte.

Wesen: Chicory-Menschen sind aufopferungsvoll, fürsorglich und hilfsbereit, zuverlässig und liebesfähig. Sie sind nicht altruistisch oder geben aus selbstloser Liebe, sondern erwarten Anerkennung und vor allem Dankbarkeit für ihre Aufopferung - dabei ist dieses Ausmaß an unerbetener Hilfe und Unterstützung von ihren Mitmenschen oft gar nicht gewünscht.

Um sich selbst gut zu fühlen, definieren sich Chicory-Menschen viel über die Anderen und befriedigen deren (vermeintliche) Bedürfnisse. Ihre Aktivitäten steuern sie mit Nachdruck und wirken auf den ersten Blick selbstlos und aufopfernd, erst der zweite Blick verrät, dass der Schein trügt. Sie mischen sich gerne ungefragt in die Angelegenheiten anderer Menschen und maßen sich an zu wissen, was gut für den Anderen ist. Wird ihrem Rat nicht Folge geleistet, sind sie beleidigt. Chicorys Liebe ist ähnlich wie eine Übermutter und wirkt auf Andere eher manipulativ als selbstlos.

Wirkung: Die Bach-Blüte Chicory verhilft uns zu wahrer Herzensliebe, die wir bedingungslos geben, statt sie einzufordern oder ungefragt aufzudrängen. Im reinen Geben und Dienen können wir den Anderen auf seinem Weg begleiten und ihm unterstützend die Hand reichen, statt den Weg vorzuschreiben. Die Bach-Blüte hilft, in der Tiefe zu verstehen, dass wir für unser emotionales Wohl selbst verantwortlich sind. Dann beginnen wir, uns über eigene Fähigkeiten zu definieren. Es wird möglich, Absprachen für ein liebevolles Miteinander und gewünschte Unterstützung zu treffen. Da der Chicory-Zustand meist mehrere Menschen betrifft, ist es ratsam, wenn alle Beteiligten Chicory für eine Zeit einnehmen.

Einsatz Tier: Das Chicory-Tier hat etwas von einer egozentrischen Diva. Tiere, die die schöne Wegwarte brauchen, sind wie eine übergeordnete Kontrollinstanz auf vier Pfoten. Sie möchten die volle Aufmerksamkeit ihrer Menschen und empfinden sich als VIP erster Güte. Menschen sind in der Chicorywelt vor allem dazu da, sich um ihre Hoheit zu kümmern, stets parat zu sein und vor allem ihre volle und absolute Aufmerksamkeit ausschließlich auf ihr Tier zu richten. An zu geringem Selbstwertgefühl leiden diese Tiere nicht. Wenn Herrchen oder Frauchen ohne sie weggehen, finden sie das so empörend, dass sie kurzerhand die Wohnung zerlegen, die Nachbarn ohne Oropax verzweifeln lassen, aus Protest ihr Geschäft im Haus verrichten oder die Menschen nach der Heimkehr mit Missachtung strafen. Chicory ist selbst sehr liebesfähig und fordert das auch von seinem menschlichen Hofstaat. Er schützt und bewacht eifersüchtig und setzt sich auf Teufel komm raus in den Mittelpunkt - übrigens auch mit leidender Miene, dass es einen Stein erweichen kann. Chicory hilft, dass das Tier wieder Teil eines Rudels werden kann, nicht nur auf die alleinige Aufmerksamkeit aller bedacht ist und dabei etwas bescheidener durch die Welt marschiert.
Zusätzlich helfen dem egozentrischen Chicory-Tier klar gesetzte Grenzen und eine gute Be- und Erziehung, die möglichst vom ersten Tag an beginnen sollte.

Abgrenzung:
Willow fühlt sich als Opfer, weil er seine Selbstverantwortung nicht kennt, Chicory fühlt sich als Opfer, weil die Anderen scheinbar undankbar sind.
Vine lässt nur seine Vorstellungen gelten, Chicory agiert vordergründig „zum Wohle des Anderen", erst auf dem zweiten Blick erkennt man die wahren Gründe für sein Verhalten. Vervain missioniert selbstlos (oft für einen guten Zweck), Chicory mischt sich berechnend ein und erwartet eine Gegenleistung für seine Bemühungen.
Red Chestnut kümmert sich um andere Menschen, weil er sich sorgt, Chicory kümmert sich, weil er etwas bekommen möchte (Dankbarkeit, Anerkennung etc.)

Assoziation: bedürftige Mutter

Clematis – Weiße Waldrebe

vom Traum ins Hier und Jetzt

Die Früchte der Clematis vitalba - Gemeine bzw. Weiße Waldrebe –sehen aus wie in Wattewölkchen gehüllt. Das mutet ein bisschen das „nicht-von-dieser-Welt-sein" an, womit die Indikation dieser Blüte als Bach-Blüte bereits zu erkennen ist.

Wesen: Bei Clematis-Menschen haben wir oft das Gefühl, sie wären nicht von dieser Welt. Sie gehören zu den fantasievollen, romantisch- und verträumten Menschen und haben ein schlechtes Gedächtnis, weil sie, statt dem jetzigen Augenblick Aufmerksamkeit zu schenken, unkonzentriert und fahrig handeln. Sie erscheinen geistig abwesend, introvertiert und verschlafen. Clematis-Menschen empfinden das Leben schwer und anstrengend, beamen sich gern in eine „bessere Welt", lassen den Blick in die Ferne schweifen, leben in ihrer Fantasiewelt oder im Morgen und tendieren dazu, damit dem realen Leben zu entfliehen.
Geistige Abwesenheit ist durch die Masse an Ablenkungen, die uns täglich begegnen und mit denen wir umgehen müssen, ein weit verbreitetes Phänomen – auch und gerade unter Kindern. Wir schaffen es nicht mehr, die Flut tausendfacher Reize aufzunehmen und zu filtern. Kein Wunder, dass die inneren Fluchttendenzen immer häufiger werden. Clematis wird auch bei Ohnmachtsneigung eingesetzt und ist Teil der Rescue-Notfalltropfen. Zu den Themen von Clematis gehören auch Drogen, Fernsehen, Konsumrausch etc..

Wirkung: Clematis hilft einerseits, die Schönheit in den realen Dingen und im wahren Sein zu erkennen, und andererseits den Augenblick hinzunehmen, wenn wir ihn nicht ändern können. Die Bach-Blüte unterstützt, ganz im Hier und Jetzt zu sein, das Geschehen um uns herum wahr- und anzunehmen und aktiv daran teilzuhaben. Sie hilft, sich wieder auf das Wesentliche zu konzentrieren und mit Interesse in die Welt zu gehen. Clematis hat ein großes Schöpferpotential und hilft uns dabei, aktiv unsere Zukunft zu gestalten, unsere Träume zu realisieren und die Gegenwart bewusst zu erleben. Wir können uns wieder dem Leben anvertrauen.

Einsatz Tier: Clematis gilt auch bei den Tieren als der kleine Träumer. Müde und apathisch phantasiert er sich seine Welt zurecht und hat wenig

Interesse an alltäglichen Dingen. Diese Tiere scheinen innerlich „ausgestiegen" und geistig abwesend, sie ziehen sich immer mehr zurück, sind unaufmerksam und deshalb tollpatschig, stoßen sich oft, stolpern oder fallen. Tierschutzhunde brauchen manchmal diese Blüte, vor allem, wenn sie isoliert gelebt haben (Zwinger oder Kette) oder viele Misshandlungen über sich ergehen lassen mussten. Clematis hilft, Lebendigkeit in das Tier zu bringen, so dass es Interesse an seiner Umwelt und Lust auf das Leben bekommt.

Der Clematiszustand kann auch auf eine Schilddrüsenunterfunktion hindeuten und bedarf auf jeden Fall vorher einer schulmedizinischen Abklärung.

Abgrenzung:
Honeysuckle flieht gedanklich in die Vergangenheit, Clematis träumt sich in die Zukunft.

Mustard wirkt abwesend, weil er sich in Schwermut verliert, *Star of Bethlehem* wirkt abwesend, weil es ein unverarbeitetes Trauma gibt, Clematis wirkt abwesend, weil er sich in Träumereien verliert.

Sweet Chestnut hat aus Verzweiflung Todessehnsucht, Clematis, weil er die Realität unattraktiv findet und ihr entfliehen möchte.

Wild Rose fehlt der aktive Veränderungsdrang, weil der Lebenswillen gering ist, Clematis tut sich schwer etwas zu verändern, weil er der Realität ungern ins Gesicht schaut.

Chestnut Bud wirkt unkonzentriert, weil er die Dinge nicht verarbeitet und zu schnell einen Schritt weiter geht, Clematis ist unkonzentriert, weil er sich „wegträumt".

Assoziation: Wollknäuel der Clematis, der traumgleich gen Himmel schwebt

Crab Apple – Holzapfel

vom Makel zur Reinheit

Wesen: Crab-Apple-Menschen habe ein hohes Reinheitsideal, gepaart mit einem ausgeprägten Ordnungssinn. Sie verlieren sich gern im Detail, haben genaue Vorstellungen von ihrem Körper, der Wohnung, dem Arbeitsplatz, der Kleidung usw., alles soll perfekt, geordnet und vollkommen sein. Jede Abweichung des Ideals bringt sie in Bedrängnis und sie betreiben einen hohen gedanklichen und realen Aufwand, um alles Unvollkommene ins Makellose, Reine zu verwandeln. Crab-Apple-Menschen haben oft das Gefühl, „unsauber" im weitesten Sinne zu sein, sie waschen sich übertrieben oft, haben Putz- und Aufräumfimmel, alle körperlichen Flüssigkeiten rufen ein hohes Ekelgefühl hervor. Sie tendieren zu übertriebener Vorsicht im Bezug auf Ansteckung, haben Angst vor verunreinigten Speisen und Keimen an Türklinken. Crab-Apple- Menschen sind sehr feinfühlig und neigen dazu, energetische Verschmutzungen aufzunehmen und können sich nur schwer wieder von ihnen befreien. Verfügen sie nicht über die Möglichkeiten der energetischen Reinigung, versuchen sie, die gefühlte Verunreinigung im Außen in Griff zu kriegen. Die Angst vor Unreinheit im Außen ist oft auch die Angst vor der eigenen „Verunreinigung" im Innern.

Wirkung: Crab Apple reinigt und klärt Körper, Geist und Seele. Sie unterstützt, die Sichtweise von Verunreinigung und Unordnung zu relativieren und hilft, im Inneren aufzuräumen und die Dinge ein wenig aus der Distanz zu betrachten. Dabei lenkt sie den Blick vom Detail auf das Ganze, hilft, Zwanghaftes abzulegen und Ordnung zu halten ohne pedantisch zu sein. Auch Unordnung im Kopf oder Chaos in den eigenen Gedanken vermag sie zu sortieren. Bei Hautunreinheiten wird Crab Apple ebenso eingesetzt, wie bei dem Gefühl der energetischen Verunreinigung und dem Gefühl des Ekels in der Sexualität oder bei einer gefühlten Verunreinigung der eigenen Gedanken.

Einsatz Tier: Crab Apple ist auch bei Tieren die Putzfrau und der Ordnungsfanatiker unter den Bach-Blüten. Einem Crab-Apple-Tier zuzumuten, durch eine Matschpfütze zu laufen, grenzt an Körperverletzung! Altes Wasser oder stark riechendes Futter wird nicht selten verweigert und die Tiere putzen, kratzen und lecken sich ohne einen erkennbaren Grund häufig bis zur Selbstverstümmelung. Selbstverständlich sollten Allergien und Parasiten im Vorfeld vom Tierarzt abgeklärt werden. Crab-Apple-Tiere sind vom Charakter eher dünnhäutig nervös und nehmen – auch auf der energetischen Ebene - viel auf, was nicht zu ihnen gehört. Crab Apple wird auch oft eingesetzt, wenn Giftstoffe und Schlacken den Körper verlassen sollen. die Bach-Blüte hilft dem Tier, wieder mehr in die innere Harmonie zu kommen, ein wenig den Perfektionsdrang aufzugeben und gleichzeitig wird die körperliche Entgiftung unterstützt. Die Blüte ist also sinnvoll nach der Einnahme von Antibiotika, Entwurmung oder einer chemischen Parasitenabwehr.

Abgrenzung:
Rock Water hat ein pedantisches Verhältnis zu Sauberkeit durch übertriebene Selbstdisziplin, Crab Apple ekelt sich dagegen vor Unsauberkeit.
Beech fehlt das Mitgefühl für andere, Crab Apple fehlt es für sich selbst.
Pine fühlt sich schuldig an der gefühlten Unsauberkeit, Crab Apple ekelt sich vor sich selbst.
White Chestnuts Denken dreht immer im Kreis, das Denken von Crab Apple dreht solange, bis der „richtige" und ordentliche Zustand wieder hergestellt worden ist, zum Beispiel bis geputzt, oder abgewaschen ist, aber auch, bis der Gedankensalat sortiert ist.

Assoziation: Putzfee

Elm – Ulme

von Überforderung zu Verantwortung

Die Englische Ulme - Ulmus procera - wächst europaweit in Wäldern und an Hecken. Sie ist einerseits ein kraftvoller Baum, andererseits aber sehr empfindsam. In diesen beiden Qualitäten finden wir ihre Wirkung als Bach-Blüte.

Wesen: Eigentlich bewältigen Elm-Menschen ihre Aufgaben spielend und mit großer innerer Gelassenheit. Sie entscheiden souverän und mit Verantwortungsbewusstsein, arbeiten zum Wohle der Gemeinschaft, neigen zu Altruismus und sind starke, zielgerichtete Persönlichkeiten, die viele Fäden auf einmal in den Händen halten und spielend damit, zum Wohle Aller, jonglieren können. Sie sehen einen Berg von Arbeit, aber statt sich davon entmutigen zu lassen, gehen sie Schritt... für Schritt... für Schritt der Lösung entgegen. Sie haben normalerweise Spaß und Freude an ihren Aufgaben nebst einer guten Portion Idealismus. Aber plötzlich dreht sich das Blatt und Überforderung ist ihr vorherrschendes Gefühl. Das ist die Stunde der Bach-Blüte Elm. Elm ist also eher ein vorübergehender Zustand und warnt uns, auf die Signale unseres Körpers zu achten und uns danach zu richten.

Wirkung: Elm als Bach-Blüte ist uns dienlich, wenn wir vor einem umfassenden und/oder neuen Projekt stehen und drohen, den Überblick zu verlieren. Wir sind fest davon überzeugt, diesmal dieser Aufgabe nicht gewachsen zu sein. Elm steht für eine zeitweise, absolute oder relative Überforderung. Leichtigkeit und Idealismus sind gerade Fremdwörter für uns. Wir scheuen, ganz entgegen unserer Art, die Verantwortung, haben Angst zu Versagen oder eine Pause einzulegen. Es fühlt sich an wie ein „energetisches Ohnmachtsgefühl". Elm bringt uns wieder zu unserer Verantwortung (in erster Linie für uns selbst), ohne über die Befindlichkeiten unserer Seele nach innerer Ruhe und Raum hinwegzugehen. Der überforderte Elm-Zustand ist immer auch ein Signal unserer Seele, mal alle Viere gerade sein zu lassen, Kraft zu sammeln und dann erst wieder unsere Power dem Projekt zur Verfügung zu stellen.

Elm ist auch hilfreich vor Prüfungen. Zur Prüfung selbst zentrieren uns die Rescuetropfen.

Einsatz Tier: Tiere, die Elm brauchen, sind beschäftigt. Sie haben Verantwortung übernommen und erfüllen ihre Aufgabe ruhig und mit einer angeborenen Souveränität. Elm-Tiere sind Anführer ohne „Herrscherallüren". Sie sind selbstsicher, leistungsstark, ruhen in sich und sind verlässliche Partner. Elm kommt zum Einsatz, wenn diese Tiere anfangen, lustlos und apathisch zu werden. Dann haben sie sich selbst überfordert oder ihr Mensch hat den Bogen überspannt. Elm ist eine Blüte gegen phasenweiser Überforderung, sie kann bei zeitweiser Erschöpfung, Müdigkeit und Lustlosigkeit eingesetzt werden. Oak ist eher chronisch überfordert und Olive hat körperliche und seelische Schwächezustände, zum Beispiel nach langer Krankheit.

Abgrenzung:
Chicory ist altruistisch, weil sie es brauchen „gebraucht zu werden", Elm neigt aus Verantwortungsgefühl zum Altruismus.
Olive ist aufgrund starker geistiger und körperlicher Beanspruchung (permanent) erschöpft und überfordert. *Hornbeam* ist vor allem morgens und mit Routineaufgaben überfordert. *Oak* ist überfordert, weil er seine Aufgabe um jeden Preis zu Ende bringen möchte. *Rock Water* ist überfordert, weil er sich alles abverlangt und vor lauter Selbstdisziplin und Perfektionismus vergisst, auf sich zu achten und Elm ist überfordert, weil er aufgrund starker Identifikation mit seiner Aufgabe seine Grenzen nicht mehr wahrnimmt. Elm ist meist nur ein vorübergehender Zustand (zum Beispiel in einem bestimmten Projekt).
Agrimony zeigt sich bei blendender Gesundheit, obwohl er erschöpft ist, Elm ist akut erschöpft und zeigt das auch.
Mustard hat ohne erkennbaren Grund depressive Tendenzen, Elm neigt zu Depressionen, wenn er meint, seine Aufgaben nicht mehr zu schaffen.
Centaury überfordert sich, weil er nicht Nein sagen kann, Elm ist überfor-

dert, weil er eine große Hürde zu nehmen hat und dabei vergisst, auf sich zu achten.

Larch zweifelt an seinen persönlichen Fähigkeiten (eher grundsätzlich), Elm zweifelt „in der Sache" an seinen Fähigkeiten.

Assoziation: Jesus im Garten Gethsemane

Gentian – Herbstenzian

vom zweifelnden Pessimisten zum vertrauensvollen Optimisten

Gentiana amarella – Herbstenzian – bildet aus Samen im ersten Jahr eine Blattrosette und erst im darauffolgenden Jahr sehen wir seine schönen Blüten. Sie leuchten im Herbst zu einer Zeit, in der die meisten anderen Pflanzen bereits verblüht sind. Hier finden wir eine Idee zur Wirkung der Bach-Blüte Gentian.

Wesen: Menschen die Gentian brauchen, sind eher skeptisch und pessimistisch, ihnen fehlt Vertrauen und Glaube an eine gute Fügung und Führung in ihrem Leben. Sie sind leicht zu entmutigen, eher kopflastig, analysieren und durchdenken alles, ihr Durchhaltevermögen ist (zeitweise) schwach ausgeprägt. Sie würden sich gerne einer himmlischen Ordnung anvertrauen, können es aber nicht, aus Angst, erneut enttäuscht zu werden. Es sind oft Menschen, die vergessen haben, dass alles, was uns im Leben widerfährt, Lernmöglichkeiten sind, die uns tiefer und inniger mit uns selbst und unseren Unzulänglichkeiten in Kontakt bringen.

Wirkung: Die Bach-Blüte bringt uns in Verbindung mit unserer Kraft, Zuversicht und unserem Optimismus. Gentian schenkt uns den Glauben und das Vertrauen, dass die Dinge „richtig" sind in unserem Leben. Schwierigkeiten können von uns bewältigt werden und wir bekommen wieder die Gewissheit, dass wir in jedem Moment getragen und geführt werden. Sie hilft, darauf zu vertrauen, dass alles einen positiven Sinn hat, auch wenn wir ihn in der jetzigen Lage nicht erkennen. Gentian unterstützt bei depressiven Verstimmungen, deren Ursache wir kennen, aber auch bei großen Lebensdramen wie Verlust eines Partners, des Arbeitsplatzes oder ähnliches. Wenn der Glaube an eine gute Zukunft außerhalb unserer Vorstellungen liegt, ist Gentian eine gute Hilfe.

Einsatz Tier: Gentian-Tiere betrachten die Welt von ihrer dunkelsten Seite. Misstrauisch und übervorsichtig bewegen sie sich durchs Leben und verlassen sich dabei am liebsten auf sich selbst. Neues mögen diese Tiere eher nicht, kleinste Zurechtweisungen quittieren sie mit tagelangem Schmollen und sind gleichzeitig so entmutigt, dass sie sich komplett zurückziehen. Gentian-Tiere sind kleine Sensibelchen, die stets das Schlechte erwarten und nur sehr schwer Vertrauen fassen. Gerade Tiere aus dem Tierschutz, die schlechte Erfahrungen machen mussten, kann die Blüte helfen. Auch nach einer langen Erkrankung brauchen Tiere manchmal diese Blüte, die hilft, sich wieder vertrauensvoll auf Neues einzulassen können.

Abgrenzung:
Mustard ist entmutigt und depressiv ohne erkennbaren Grund, Gentian kennt die Ursache für diese Gefühlszustände.
Gorse glaubt nicht an eine Verbesserung der Situation, weil ihm die Vorstellung fehlt, Gentian hat grundsätzlich pessimistischen Erwartungen, damit er nicht enttäuscht wird. *Sweet Chestnut* ist akut verzweifelt in einer Situation, Gentian ist grundsätzlich skeptisch und pessimistisch.
Centaury ist willensschwach aufgrund fehlender Abgrenzung und schwachem Durchhaltevermögen, Gentian ist willensschwach, weil er sich schnell entmutigen lässt und immer vom Schlimmsten ausgeht.
Scleranthus kann sich zwischen Alternativen nicht entscheiden (ist alles so schön bunt hier), *Cerato* traut seiner Intuition nicht und kann sich deshalb nicht entscheiden, Gentian ist unsicher bei seinen Entscheidungen, weil er an sich zweifelt und das Schlimmste befürchtet.
Larch traut sich nichts zu, weil sein Selbstvertrauen gering ist, Gentian traut sich nichts zu, weil er findet, dass sowieso nichts klappt in seinem Leben.

Assoziation: der unsichere, zweifelnde Pessimist

Gorse – Stechginster

von Resignation zur Tatkraft

Ulex europaeus – Stechginster - finden wir vor allem am Atlantik, aber auch in Deutschland ist er verbreitet. Er blüht bereits im sehr zeitigen

Frühjahr trotz Eis und Schnee. Hier erkennen wir bereits einen Teil der Wirkung von der Bach-Blüte Gorse.

Wesen: Wenn jemand Gorse braucht, hat er aufgegeben. Zu lange dauert die Krankheit, zu sehr wurde sich an den negativen Zustand der Schmerzen oder der Arbeitslosigkeit gewöhnt. Die Probleme und das Leiden gehören inzwischen zum Alltag. Unfähig, irgendwo im Leben Freude zu erleben, fühlt man sich vom Pech verfolgt, ist (inzwischen) kraftlos, müde, resigniert und hoffnungslos. Kein Hoffnungsschimmer am Horizont wird wahrgenommen, keine gute Nachricht kommt im Inneren an. Alles wird in einem negativen Licht gesehen und man erwartet nur noch Schlechtes für das eigene Leben. Gorse glaubt nicht mehr an Besserung. In diesem Zustand wird das Leiden nur noch aus Liebe zur Familie und den Mitmenschen bekämpft. Selbst sieht man keinen Sinn mehr, weder im Kämpfen, noch im Durchhalten. Dabei wird leider vergessen, dass jeder Gedanke, der sich weiter intensiv mit dem Leid, der Krankheit, der Armut oder Einsamkeit auseinandersetzt, ein Gedanke ist, der sich mehr und mehr manifestiert und jedes Mal, wenn er genährt wird, sich etwas mehr in der Materie aufbäumt und verankert.

Wirkung: Gorse ist die richtige Blüte für chronische Erkrankungen, Therapierückschläge und tiefe, „chronische" Hoffnungslosigkeit. Sie unterstützt uns dabei, doch noch einmal das Ruder herumzureißen, unser eigenes Schicksal in die Hand zu nehmen, eine Möglichkeit auf Besserung zu erhoffen und die Aufgabe unserer Seele anzunehmen. Gorse hilft uns aber auch, Unabänderliches zu akzeptieren und das Beste aus der Situation zu machen. Mit der Bach-Blüte erkennen wir, dass nur wir selbst es sind, die eine Heilung vollziehen, das Ruder herumreißen, die Schulden abbauen, einen neue Tätigkeit oder Partner finden, kurz Neues in unser Leben lassen können. Unsere Seele gibt uns Lernaufgaben und die positive Lösung liegt nicht im Außen, sondern in uns. Gorse ist in seiner Qualität ein wenig die „Steigerung" von Gentian.

Einsatz Tier: Tiere, die Gorse brauchen, machen oft den Eindruck, dass sie sich aufgegeben haben. Sie sind zurückgezogen, machen einen depressiven bis apathischen Eindruck und selbst ihre frühere Lieblingsbeschäftigung vermag sie nicht mehr zu animieren. Tiere, die einen Schicksalsschlag erlitten haben, Ihr Zuhause oder ein wichtiges Bezugswesen (egal ob Mensch oder Tier) verloren haben, brauchen manchmal Gorse, um wieder in ihrer Lebendigkeit anzukommen. Gorse-Tieren ist alles zu viel. Sie mögen nicht rausgehen, manchmal nicht mal, um sich zu lösen, putzen sich nicht mehr, sind teilweise sogar zu (lebens)müde, um Futter aufzunehmen. Tieren aus dem Tierschutz, die sich im Zwinger aufgegeben haben, kann Gorse helfen, wieder am Leben teilzunehmen und Freude zu empfinden. Die Bach-Blüte Gorse wird auch zur Sterbebegleitung eingesetzt, andererseits ist sie aber eine gute Blüte, um nach schwerer Krankheit wieder zu genesen. Die Blüte bringt Optimismus und hilft, die verlorene Hoffnung auf Besserung wiederzufinden.

Abgrenzung:
Elm hat nur zeitweise resigniert, weil er sich den momentanen Anforderungen nicht gewachsen fühlt, Gorse ist beständig hoffnungslos.
Sweet Chestnut ist zu tiefst verzweifelt, eher akut, Gorse ist nach langem Aushalten hoffnungslos und resigniert „ es hat keinen Zweck mehr", Tendenz zu einer chronischen Einstellung.
Willow sieht sich als Opfer des Schicksals, Gorse fügt sich resigniert in sein Schicksal. *Wild Rose* wirkt apathisch und resigniert, weil er sich mit dem Zustand abgefunden hat, Gorse lässt sich noch einmal aus Liebe zu seiner Familie motivieren, auch wenn er selbst nicht mehr an Besserung glaubt.
Mustard kennt den Grund für die depressive Verstimmung nicht, *Gentian* kennt die Gründe, ist aber pessimistisch, weil er Angst vor einem Rückschlag hat, Gorse hat innerlich aufgegeben.
Viele Blüten haben Apathie mit im Gepäck. Man muss hier genau unterscheiden und auch alle anderen Aspekte mit einbeziehen:
Clematis ist eher apathisch aus Langeweile, bei *Mustard* hält die Apathie nicht lange vor und kommt „aus heiterem Himmel", *Olive* ist überfordert und reagiert mit Apathie und während *Star of Bethlehem* ein Schockerlebnis hatte, ist es bei Gorse eher ein Schicksalsschlag.

Assoziation: Goldfisch im Glas

Heather – Heidekraut

vom Mittelpunkt zur eigenen Mitte

Das Heidekraut – Calluna vulgaris - ist als einzelne Blüte eher unscheinbar, in der Größe einer Heidelandschaft allerdings voll Schönheit und Kraft. An der Signatur von Heather können wir die Wirkungsweise schon im Ansatz erkennen.

Wesen: Heather-Menschen werden oft als anstrengend empfunden. Sie definieren sich darüber, möglichst häufig „gesehen-und-gehört-zu-werden". Sie fühlen sich in Gemeinschaft am wohlsten. Sie sind mitteilungsbedürftig, machen viel, um dem Alleinsein zu entgehen und nähren sich gern von der Aufmerksamkeit und Energie der Anderen. Sie schrecken auch vor grenzüberschreitender Körperlichkeit nicht zurück. Das äußert sich zum Beispiel im Anfassen völlig fremder Menschen oder im Festhalten, wenn jemand ihrem Redeschwall unauffällig entkommen möchte. Menschen, denen Heather dienlich ist, erzählen gerne die eigene Lebens- und Leidensgeschichte und machen dabei keinen Unterschied zwischen alten Bekannten und völlig fremden Menschen. Diese Beschreibung ist der Heather-Zustand in seiner vollendeten Form, selbstverständlich geht das Ganze auch abgeschwächt....

Die Grundlage für diese Problematik wurde oftmals bereits in der Kindheit gelegt. Bei Heather-Menschen herrscht das Gefühl vor, von Mitmenschen nicht gesehen und anerkannt zu werden. Sie tun viel, um das zu ändern, allerdings reagieren die Mitmenschen auf das ständige in den Mittelpunkt stellen abweisend und das bringt ihn wieder dahin, wo er nicht sein möchte: an den Rand der Gemeinschaft. Bevor wir dieses Verhalten verteufeln, sollten wir daran denken, dass jeden von uns einmal der Heather- Zustand erwischt, zum Beispiel bei Beziehungskrisen, Problemen oder unseren „egozentrischen fünf Minuten".

Wirkung: Wenn es uns gelingt, in unserer eigenen Mitte zu sein und von dort den Weg in die Gemeinschaft anzutreten, verkörpern wir das positive Heather-Potential. Zuwendungsfähigkeit, Zuhören-können, Nähe und Distanz in Gemeinschaft, innere Hingabe an andere Menschen, austauschende Gespräche und tiefe Begegnungen werden ein Teil der Persönlichkeit. Mit Einfühlungsvermögen, Klarheit und Ruhe ausgestattet, sind Heather-Menschen ein von vielen geliebter Teil einer Gemeinschaft. Die Bach-Blüte unterstützt, anderen zuzuhören, eine gesunde (und nicht überzogene) Eigenliebe zu entwickeln, empathisch zu sein und anderen beizustehen. Sie unterstützt auch in der Fähigkeit, uns selbst zu genügen. Die Abgrenzung zu Chicory ist schmal. Meine Eselsbrücke ist: Chicory erinnert eher an die bedürftige Mutter, Heather an das bedürftige Kind.

Einsatz Tier: Tiere, die Heather brauchen, erinnern an ein bedürftiges, egozentrisches Kleinkind. Sie tun alles, um die Aufmerksamkeit ihrer Bezugsperson zu bekommen und schrecken auch vor „negativen" Reaktionen ihrer Halter nicht zurück - Hauptsache, im Mittelpunkt stehen, scheint die Devise zu sein. Diese Tiere sind sehr körperbezogen, mögen jede Form von Pflege und lieben Streicheleinheiten - möglichst den ganzen Tag. Heathertiere weichen kaum von der Seite ihrer Menschen, mit Artgenossen haben sie dagegen wenig am Hut und neigen zur Eifersucht. Kriegen sie spitz, dass ein Wehwehchen massive Aufmerksamkeit nach sich zieht, dauert die Genesung kleinster Verletzungen auffällig lange. Heather hilft den Tieren, auch einmal einen Schritt zurückzutreten und es auszuhalten, nicht immer das Zentrum der Welt zu sein.

Abgrenzung:
Chestnut Bud hört nicht zu, weil er gedanklich bereits ein Schritt weiter ist, Heather hört nicht zu, weil er nur mit sich selber beschäftigt ist.
Mimulus hat ängstliche Befürchtungen, spricht aber wenig darüber, Heather hat ängstliche Befürchtungen und erzählt jedem davon.
White Chestnuts Gedanken kreisen immer um dasselbe Problem, Heathers Gedanken kreisen immer um die eigene Person.
Holly ist eifersüchtig und misstrauisch und neigt zu Aggressionen, Heather ist eifersüchtig, wenn jemand die Aufmerksamkeit bekommt, die seiner Meinung nach ihm gebührt.
Chicory sucht nach Anerkennung, indem er etwas für andere tut, *Vervain* sucht die Anerkennung durch die Bewältigung seiner - meist sozialen – Aufgaben, Heather sucht nach Anerkennung, indem er über seine eigenen Taten erzählt.

Assoziation: bedürftiges Kleinkind

Holly – Stechpalme

vom Seelenschmerz zum weiten Herz

Die Beeren des Ilex aquifolium – Stechpalme – zieren unsere Weihnacht-dekoration und dienen dem Fest der Liebe. Hier finden wir eine Wirkung der Bach-Blüte Holly.

Wesen: Die Bach-Blüte Holly ist im unerlösten Zustand ein wenig wie die Schattenseite der Liebe: Genauso stark, mächtig und ebenso kraftvoll wie die Liebe kommen die Gefühle von Holly daher. Zu ihnen gehören Neid, Eifersucht, Missgunst, Hass und ähnliche, vom Menschen oft unerwünschte Empfindungen. Die Bach-Blüte Holly kann helfen, wenn die Menschen schnell gereizt und schlecht gelaunt sind, die Toleranzschwelle niedrig ist und sie einen eher unzufriedenen und misstrauischen Eindruck machen. Im negativen Holly-Zustand hat man das Gefühl, ein Stück weit „aus dem Himmel" gefallen zu sein. Göttliche Energie ist Liebe, aber in unserem Gefühl haben wir uns von ihr entfernt und konzentrieren uns stattdessen auf das, was wir eigentlich gar nicht in unser Leben einladen wollen.

Wirkung: Wir alle kennen diese Gefühle von Neid, Missgunst, Eifersucht und Hass in uns. Verleugnen wir sie, bahnen sie sich einen Weg durch unser Herz und vergiften uns langsam und von innen heraus. Nehmen wir diese Gefühle an und erkennen, dass sie da sind und uns von der Liebe abschneiden, verlieren sie ihre Macht über uns. Dann sind wir in der Lage, diese Gefühle mit mehr Distanz zu beobachten, was uns wiederum befähigt, unser Herz zu öffnen und uns mit all unseren Facetten zu zeigen. Mit Holly trauen wir uns wieder, die Liebe zu fühlen und im Vertrauen zum Göttlichen zu sein. Auch bei der Angst, im Leben zu kurz zu kommen kann Holly helfen.

Einsatz Tier: Holly platzt vor Eifersucht-, Wut- und Racheallüren. Diese Tiere neigen zum Nachtragen und vergessen keine erlittene Schmach. Sie finden, dass sich die Welt um sie als „rechtmäßige Stellvertretung der Sonne" zu drehen hat – und wehe nicht, dann folgt ein Aufstand in Form von Futterverweigerung, Zerstörungswut oder einem Haufen mitten auf dem Wohnzimmerteppich. Hollytiere haben eine niedrige Reizschwelle und eine erhöhte Aggressionsbereitschaft - das kann eine fatale Mischung sein. Holly ist auch eine gute Blüte, wenn das Tier bei Zuwachs eifersüchtig reagiert. Die Symptome müssen aber nicht unbedingt so extrem sein, wie ich es oben beschrieben habe, auch in abgeschwächter Form ist Holly die Blüte der Wahl. Sie hilft, sich in eine Gemeinschaft einzufügen und nicht über allem und allen zu thronen.

Abgrenzung:
Vervain ist aus Frust wütend, *Beech* ist aus Intoleranz wütend, Hollys Wut entsteht aus Gefühlen wie Neid, Eifersucht oder Rache.
Cherry Plum beherrscht sich zwanghaft und wird dann von seinen überschießenden Gefühlen überrascht, Holly ist eher bewusst aufbrausend.
Impatiens geht alles zu langsam und aus Ungeduld regt er sich auf... und wieder ab, Holly reagiert übermäßig und hat die Tendenz, eher nachtragend zu sein.
Heather liebt es, im Mittelpunkt zu stehen und tut alles dafür, Holly katapultiert sich eher durch Aggressionen in den Mittelpunkt, dieser ist ihm aber eigentlich nicht wichtig. *Willows* Wut ist passiv und richtet sich nach

innen, Schuld ist das Schicksal oder eine bestimmte Person, Hollys Wut und Eifersucht ist aktiv und nach Außen gerichtet.

Assoziation: Stiefmutter von Schneewittchen

Honeysuckle – Geißblatt

vom Gestern ins Heute

Lonicera caprifolium – Geissblatt - ist in ganz Europa verbreitet. Die vor allem abends stark süßlich duftenden Pflanzen, ist auch unter dem Namen" Jelängerjelieber" bekannt, was die Wirkung dieser Pflanze als Bach-Blüte schon ein wenig beschreibt.

Wesen: Honeysuckle ist für jene Menschen die Bach-Blüte der Wahl, die sich im Alten verlieren, die Veränderungen, die Zeit mit sich bringt, nicht leben möchten oder können und so nicht in der Lage sind, mit dem Fluss ihres Lebens zu schwimmen. Honeysuckle hilft uns bei jeder Art Wechsel im Leben, von Kindheit zur Pubertät, vom Erwerbsleben ins Rentenalter. Auch bei Umzügen, Trennungen, Abschiede und bei der Verarbeitung des Todes eines geliebten Menschen kann uns Honeysuckle gute Dienste erweisen. Menschen, die im Alter nur in ihrer Vergangenheit leben und Angst – oder kein Gefühl - für die Zukunft haben, verhilft Honeysuckle, sich mehr in der Gegenwart zu verankern und mit Zuversicht ins Morgen zu schauen. Honeysuckle hilft auch, Blockaden zu lösen, die uns vom Jetzt abhalten und uns in der Vergangenheit verharren lassen. Menschen die nachtragend sind, nicht verzeihen können, viel mit vermeintlich verpassten Gelegenheiten hadern und in dem „gestern-war- alles-besser" feststecken, können mit Honeysuckle Bewegung in ihr Leben bringen.

Wirkung: Honeysuckle hilft uns, wieder ein Gefühl für die Gegenwart zu bekommen ohne die Vergangenheit zu verdrängen. Die Bach-Blüte unterstützt, Altes loszulassen, Trauer zu verarbeiten und dennoch die Vergangenheit wertzuschätzen und sie nicht zu leugnen. Mit Honeysuckle können wir dem Fluss des Lebens folgen. Es ist auch die Blüte der Wahl, wenn Kinder Heimweh plagt oder Eltern und Kind sich an den Übergang in Kindergarten oder Schule gewöhnen müssen. In dem Fall sollten Eltern und Kind die Bach-Blüte einnehmen.

Einsatz Tier: Diese Blüte lebt in der Vergangenheit. Sie ist für Tiere stimmig, die unter Heimweh leiden oder sich nach Veränderungen anders verhalten als früher. Ausgelöst wird das zum Beispiel durch einen Umzug, einen großen Verlust oder eine andere Änderung der Lebensumstände. Die Reaktion der Tiere auf „Neues" ist verschieden: Entweder wandern sie unruhig von Raum zu Raum und sind sehr nervös, oder sie liegen teilnahmslos in der Ecke und rühren sich nicht vom Fleck. Tiere aus dem Tierschutz bekommen häufig Honeysuckle zur Verarbeitung ihrer Erlebnisse (oft zusammen mit Star of Bethlehem – Trauma; Walnut - Veränderung). Die Blüte hilft, Vergangenes loszulassen, Trauer zu verarbeiten und sich mit der neue Situation zu arrangieren. Sie ist also auch eine gute Blüte für Muttertiere, wenn die Jungen in ein neues Zuhause ziehen oder für Jungtiere, die ihre Geschwister vermissen, wenn sie neu bei ihren Familien ankommen.

Abgrenzung:
Clematis entzieht sich der Gegenwart durch Phantasieträume, die oft in der Zukunft stattfinden, Honeysuckle entzieht sich der Gegenwart, in dem er gedanklich in der Vergangenheit weilt.
Chestnut Bud wiederholt durch ungenügende Aufarbeitung die Fehler der Vergangenheit, Honeysuckle lässt die Vergangenheit nicht ruhen und schwelgt stattdessen darin.
Wild Rose ist antriebslos in der Gegenwart, weil er innerlich kapituliert hat, Honeysuckle ist antriebslos, weil er in der Vergangenheit lebt.
Wild Oat kann schwer in die Zukunft blicken, weil er den Sinn nicht kennt, Honeysuckle kann schlecht in die Zukunft blicken, weil er mit der Vergangenheit noch nicht in Frieden abgeschlossen hat.
Gorse lebt nicht in der Gegenwart, weil er keine Hoffnung mehr hat, Honeysuckle lebt nicht in der Gegenwart, weil er gedanklich an der Vergangenheit festhält.

Assoziation: altes Stofftier aus Kindertagen

Hornbeam – Weißbuche

vom grauen Alltag ins prickelnde Leben

Carpinus betulus – Hainbuche – kann an Orten und in Böden wachsen, die eine Herausforderung für einen Baum sein können – dennoch lassen sie sich nicht „entmutigen" und wachsen kraftvoll weiter. Hier finden wir eine Idee der Wirkung von Hornbeam.

Wesen: Hornbeam hilft bei Alltags-Überforderungen. Wenn man bereits morgens von einem Gefühl der Überforderung überfallen wird, die Monotonie des Alltags droht, uns zu erschlagen und das Gefühl vorherrscht, das Leben ist eine Mischung aus Fremdbestimmung, Kompromissen und Erschöpfung, dann ist Hornbeam die Blüte der Wahl. Antriebslos, energielos, lethargisch, trödelt sich der Morgenmuffel in den Tag. Die Dinge werden gerne auf morgen verschoben und schon der Gedanke an die anstehenden Pflichten macht schlagartig müde. All das verschwindet wie von Zauberhand, wenn etwas Unvorhergesehenes und Aufregendes geschieh, etwas Neues den Alltag durchbricht. Man ist taub für die Hinweise der Seele, wenn sie leise flüsternd fragt, ob der Alltag eigentlich noch den Vorstellungen entspricht und ob man sein Leben so lebt, wie es mal erträumt wurde.

Wirkung: Hornbeam unterstützt, wenn der Alltag uns verschluckt. Mit Hilfe der Blüte können wir Kreativität und Leichtigkeit wiederentdecken und in unseren Alltag einladen. Es wird möglich, dem Ausdruck unserer Seele zu folgen, uns im wahresten Sinne des Wortes aufzurichten und uns dabei klar und kraftvoll über unser Leben zu freuen. Die Bach-Blüte unterstützt, eigene Ressourcen sinnvoll einzuteilen, sich leistungsstark, lustvoll und lebendig zu fühlen, kreativ und kraftschonend anstehende Aufgaben zu erfüllen und einen neuen Tag als neue Herausforderung zu begreifen. Es liegt an uns, ob wir uns für die Möglichkeiten der Veränderung öffnen und uns trauen, aus den Automatismen unseres (Alltags)Lebens herauszutreten. Hornbeam weist uns sanft den Weg.
Um sicher zu gehen, dass die Empfindungen keine körperliche Ursache haben, empfiehlt sich eine schulmedizinische Überprüfung der Blutwerte.

Einsatz Tier: Hornbeam-Tiere haben Langeweile. Der routinierte Tagesablauf unterfordert sie. Kommt aber etwas Unerwartetes um die Ecke geflitzt, erwachen sie schlagartig aus ihrer Lethargie und sind putzmunter. Es ist egal, ob es die Nachbarskatze ist, oder die Wanderung auf unbekannten Terrain, Hauptsache einmal etwas Neues. Hornbeam-Tiere laufen herum wie das Leiden Christi, schlafen sehr viel und sind oft anfällig für Infektionen. Gerade morgens neigen diese Tiere zu Teilnahmslosigkeit und schlechter Laune.
Hornbeam bringt ein bisschen Leben in das Tier, es wird unternehmungslustiger (hier ist dann allerdings auch der Halter gefordert - wie immer bei Störungen unserer Tiere) und freut sich wieder am Leben.

Abgrenzung:
Larch hat das Gefühl, seine Aufgaben aus mangelndem Selbstbewusstsein nicht bewältigen zu können, Hornbeam hat vor allem morgens das Gefühl, die anstehenden Aufgaben nicht bewältigen zu können.

Oak ist niedergeschlagen und erschöpft und kämpft dennoch tapfer weiter, *Olive* hat große Anstrengungen bewältigt und ist deshalb erschöpft, *Wild Rose* ist apathisch, weil er innerlich kapituliert hat, *Elm* ist zeitweise erschöpft, weil eine Aufgabe ihm über den Kopf zu wachsen droht und Hornbeam fühlt sich vom Alltag niedergeschlagen, was sich meist morgens zeigt.

Gorse hat resigniert, Hornbeam hat das Gefühl, vom Alltag überfahren zu werden und seine Aufgaben nicht zu schaffen, was ihn pessimistisch erscheinen lässt.

Clematis schafft seinen Alltag nicht, weil er sich in Tagträumen verliert, *Honeysuckle* hängt in der Vergangenheit fest und Hornbeam fühlt sich vom Alltag überfordert, schafft ihn aber meist dennoch.

Mustard ist nur phasenweise müde und erschöpft, Hornbeam ist vor allem morgens erschöpft.

Assoziation: Morgenmuffel

Impatiens – Drüsentragendes Springkraut

von Ungeduld und Nervosität zu Gelassenheit und innerer Ruhe

Impatiens glandulifera – Drüsentragendes Springkraut - ist ein einjähriges, in Europa eingeführtes Kraut. In ihrem außerordentlich schnellen Wachstum verdrängt sie leicht andere Pflanzen und hier finden wir bereits ein Teil ihrer Wirkung als Bach-Blüte.

Wesen: Schnelligkeit zeichnet den typischen Impatiens-Mensch aus. Er hat eine schnelle Auffassungsgabe, ist intelligent, lebt, arbeitet und reagiert schnell. Auf der anderen Seite neigt er zu Ungeduld, Nervosität und Gereiztheit. Durch ihre Geschwindigkeit und kompromisslose, schnelle Auffassungsgabe treiben diese Menschen Projekte zügig voran und finden sich - oftmals gegen ihren Willen - in einer Führungsposition wieder. Als Kollegen und Vorgesetzte werden sie oft als anstrengend empfunden, denn sie unterbrechen andere, stellen ungeduldige Zwischenfragen, sprechen den Satz nicht zu Ende, sind gereizt, genervt und manchmal ungerecht. Sie erledigen anstehende Aufgaben lieber selbst, statt sie zu delegieren. Oft stehen sie unter Zeitdruck und treffen schnelle und teilweise unüberlegte Entscheidungen, (die sie manchmal später bereuen). Sie haben Angst, etwas zu versäumen, arbeiten eigenständig und am liebsten alleine. Andererseits tendieren diese Menschen auf Grund ihrer Geschwindigkeit zu Oberflächlichkeit und Ungenauigkeit. Nervöse Ticks wie Fingertrommeln, mit den Beinen wippen oder unruhiges Sitzen können Hinweise auf Impatiens sein. Ungeduldige Eltern und ungeduldige Kinder gehören ebenso zum Bild dieser Bach-Blüte. Sie alle können gut von Impatiens profitieren.

Wirkung: In einer Zeit der allgemeinen Geschwindigkeit, des Fast-Foods und der Mikrowelle, der ständigen Erreichbarkeit und flimmernden Bilder verhilft Impatiens, wieder in die eigene Ruhe und Kraft zu kommen. Diese Blüte unterstützt dabei, anderen Menschen gegenüber sanftmütiger zu werden, Geduld zu haben und anzuerkennen, dass jeder Mensch auf seine Weise in seinem Tempo seine Lebensaufgabe erfüllt. Impatiens lässt entspannter auf die Situation schauen und hilft, Entscheidungen im Vorfeld zu überdenken. Im positiven Impatiens-Zustand sind wir mitfühlend und reagieren diplomatisch. Wir können den richtigen Zeitpunkt abwarten und Verständnis für das individuelle Tempo unserer Mitmenschen entwickeln – auch wenn es nicht dem unsrigen entspricht. Wir werden gründlicher und genauer in der Arbeit und finden eine innere Ruhe.

Einsatz Tier: Tiere die Impatiens brauchen sind, ebenso wie Menschen, ungeduldig, unkonzentriert, haben einen Hang zu Hyperaktivität und sind schnell gereizt. Entspannung fällt ihnen schwer, sie tigern rastlos durch die Wohnung und suchen sich Beschäftigung. Es sind sehr schlaue Tiere, die schnell wissen, auf was es ankommt. Während sich ihre Kumpels aus der Hundeschule noch grübelnd das Fell raufen, was ihre Menschen denn nun schon wieder von ihnen wollen, haben Impatiens-Tiere es längst begriffen und beginnen bereits, sich zu langweilen. Dabei haben sie die Tendenz, eher oberflächlich zu sein und die Dinge nicht so genau zu nehmen. Wichtig bei diesen Tieren ist eine medizinische Abklärung durch den Tierarzt um sicher zu gehen, dass hier keine Schilddrüsenüberfunktion vorliegt. Impatiens ist auch eine gute Bach-Blüte für ungeduldige Tierhalter, zum Beispiel wenn das Tier nicht so reagiert, wie wir es uns wünschen.

Abgrenzung:
Water Violet arbeitet gerne alleine, weil er sich alleine wohl fühlt und

lieber „bei sich" ist. **Vervain** arbeitet alleine ganz im Dienste der Sache. **Rock Water** arbeitet alleine, weil er starr sein Ziel erreichen will und Impatiens arbeitet alleine, weil alle anderen seiner Geschwindigkeit nicht standhalten können.

Scleranthus ist unausgeglichen, weil er sich zwischen zwei Dingen nicht entscheiden kann, Impatiens ist durch eine innere Unruhe unausgeglichen.

Agrimony wirkt oberflächlich, weil er sein wahres Ich nicht zeigt und hinter einer Maske verbirgt, Impatiens wirkt oberflächlich, weil er sich nicht die Zeit für Tiefgang nimmt.

Vine ist ungerecht, weil er unbedingt seine Vorstellungen durchsetzen möchte, Impatiens ist ungerecht, weil ihm das Einfühlungsvermögen fehlt, dass andere Menschen langsamer agieren und/oder denken.

Assoziation: Zappelphillip

Larch – Lärche

vom Selbstzweifel zum Selbstwert

Larix decidua – die Europäische Lärche - ist in Europa der einzige nadelabwerfende Baum. Mit ihrem tiefen Wurzelsystem zeigt sie uns bereits einen Teil ihrer Wirkung.

Wesen: Die Bach-Blüte Larch hat die Tendenz zur Schüchternheit, vergleicht sich mit Anderen und fühlt sich klein und unfähig. Larch ist für Menschen, die Angst haben, zu versagen und bereits im Vorfeld sicher sind, einen Misserfolg zu produzieren. Sie meinen genau zu wissen, dass andere besser, schneller und schöner sind als sie und kennen genau die Gründe, warum sie etwas nicht können und warum es geradezu unmöglich ist, etwas Neues in Angriff zu nehmen. Es sind die Menschen, die als erstes ein „aber" auf den Lippen haben. Leider nehmen sie sich damit die Chance, neue Erfahrungen zu machen, sich weiter zu entwickeln, neue Dinge zu lernen und vor allem zu erleben, dass sie gut genug sind.

Wirkung: Larch als Bach-Blüte hilft, dass wir uns trauen, die selbst auferlegten Grenzen zu überwinden und auszuprobieren, was wir können und was (noch) nicht. Larch unterstützt uns auch, etwas gelassener mit einer neuen Aufgabe umzugehen und erweitert unseren eigenen Erfahrungshorizont. Mit Larch schwinden die Selbstzweifel und zum Vorschein kommt unsere aktive, selbstbewusste und mutige Seite. Die Bach-Blüte schenkt Selbstvertrauen, auch wenn wir mal einen Fehlschlag verkraften müssen. Mit Hilfe von Larch schauen wir mit Respekt und Achtung auf unsere individuellen Fähigkeiten und realistischen Grenzen. Diese Blüte wird auch gerne bei Prüfungen eingesetzt.

Einsatz Tier: Larch ist DIE Bach-Blüte für Tiere mit wenig Selbstvertrauen. Es sind die Schüchternen, Stillen und Leisen, die Larch brauchen. Es sind die, die sich zurückziehen, die jeder Konfrontation aus dem Weg gehen, denen jede Änderung im Tagesablauf Kopfschmerzen bereitet und die lieber gar nichts tun, als etwas Falsches zu machen. Larch-Tiere sind keine notorischen Einzelgänger, sondern sie trauen sich nicht, Kontakt zu Artgenossen aufzunehmen. Lieber lassen sie die Dinge über sich ergehen, unterwerfen sich umgehend und stehen in der Rangordnung oft ganz hinten. Die Kombination von Angst, gepaart mit mangelndem Selbstvertrauen, führt meist zu Larch.

Abgrenzung:
Gorse hat eine eher grundsätzliche Mutlosigkeit, Larch ist mutlos, weil er sich die Aufgabe nicht zutraut.
Holly vergleicht sich mit anderen und ist neidisch, Larch vergleicht sich und bewundert andere für ihre Fähigkeiten. Er selbst fühlt sich minderwertig.
Cerato vertraut seiner Entscheidungskraft nicht, Larch vertraut seinen Fähigkeiten nicht. *Wild Rose* hat sich aus Resignation mit einer Lebenssituation abgefunden, Larch findet sich aus Minderwertigkeitsgefühl mit der Situation ab.
Mimulus hat Angst vor neuen Aufgaben, Larch nimmt neue Aufgaben aus Selbstzweifel nicht in Angriff.
Hornbeam hat das Gefühl, seine (Alltags-)Aufgabe nicht meistern zu können, schafft es dann aber doch, Larch hat das Gefühl, den Aufgaben aus mangelnden Selbstvertrauen nicht gewachsen zu sein.

Assoziation: „Häschen in der Grube"

Mimulus – Gefleckte Gauklerblume

von Angst zu Mut

Mimulus guttatus - gefleckte Gauklerblume - ist eine Sumpfpflanze. Sie beweist ihren Mut, indem sie ihren Samen Wind oder Wasser anvertraut - eine eher unsichere Form der Fortpflanzung. Hier finden wir bereits eine der Qualitäten als Bach-Blüte.

Wesen: Angst ist in vielen Situationen eine gute und dienliche Reaktion. Wenn Angst aber in die Knie zwingt und einen Menschen unbegründet auf Schritt und Tritt begleitet, ist sie hinderlich und nimmt die Lebensfreude. Oft wurden Ängste gespeichert, die mit Situationen zusammenhängen, die lange vorbei, im Unterbewussten aber immer noch präsent sind. Diese Erlebnisse halten uns in Atem, als wäre es gestern gewesen. Mimulus-Menschen haben Angst vor konkreten Dingen wie zum Beispiel Dunkelheit, Hunde, Spinnen oder Fahrstühle. Sie sprechen wenig darüber, wirken schüchtern und ängstlich und neigen zum Erröten oder auch zu Hektikflecken und feuchten Händen. Weil sie meist zarte, feinfühlige und dünnhäutige Menschen sind, fordern sie häufig den Beschützerinstinkt ihrer Mitmenschen heraus. Lärm, Stress und Hektik ist ihnen verhasst. Lautes Reden, volle Kneipen und flackerndes Diskolicht können sie nur schwer aushalten. Sie sind ruhedürftiger als andere Menschen und brauchen stets einen Ort, an dem sie sich zurückziehen und „auftanken" können. Mimulus-Menschen sind sensible, friedliche, eher stille Zeitgenossen. Sie sind Veränderungen und Neuem gegenüber skeptisch und scheuen sich vor Auseinandersetzungen– lieber geben sie auf. Manchen Mimulus-Menschen erkennt man erst auf den zweiten Blick. Dann haben sie im Laufe ihres Lebens gelernt, ihre Angst hinter einem extrovertierten und forschen Auftreten zu verbergen. Erst wenn es gelingt, hinter diese Fassade zu blicken, erkennen wir den sensiblen und schüchternen, ängstlichen Menschen (in dem Fall ist die Kombination mit Agrimony angezeigt).

Wirkung: Die Bach-Blüte Mimulus unterstützt, unsere eigene Sensibilität anzuerkennen und sie als ein Gottesgeschenk zu nehmen. Sie hilft dabei, dass wir uns einerseits Zeit des Rückzugs ohne Schuldgefühle gönnen, andererseits aber auch mit Distanz auf die vermeintliche Bedrohung schauen und realistisch abschätzen können, ob die Angst begründet ist. Mit Mimulus erkennen wir, wo Ängste übertrieben sind und an welcher

Stelle es an der Zeit ist, trotz Angst zu agieren. Wenn wir unsere Ängste wahrnehmen, ihnen aber trotzdem nicht die volle Energie geben, wird es möglich, mit ihnen zu leben ohne sich von ihnen bestimmen zu lassen. Wir bekommen wieder Vertrauen in das Leben.

Einsatz Tier: Mimulus-Tiere haben konkrete Angst. Das kann sich auf Autos oder Kühe beziehen, aber auch auf laute Geräusche oder Menschen eines bestimmten Geschlechts oder Habitus. Diese Tiere sind meist sensibel und nervös und reagieren eher mit Starre als mit Beißen. Sie suchen Schutz bei ihrem Menschen oder unter dem Sofa. Haben sie die Möglichkeit, kann Angst bei Mimulus-Tieren auch den Fluchtreflex auslösen. Es kommt vor, dass sich die Tiere vor lauter Angst im Haus lösen. Mimulus bringt mehr Gelassenheit ins Tierleben und hilft ihnen, mutig durch das Leben zu gehen.

Abgrenzung:
Aspen hat vor unspezifischen, diffusen Dingen Angst, Aspen „spürt die Angst, die in der Luft ist", Mimulus hat vor konkreten Dingen wie Mäuse, Spinnen, Keller, Fahrstühlen etc. Angst.
Rock Rose hat panikartige, erstarrende Angst vor klar definierter, äußerer Bedrohung und ist eher ein Akutmittel, Mimulus hat Angst vor Benennbarem, aber keine Panik.
Die Ängste von *Red Chestnut* beziehen sich auf andere Menschen, oft Familienangehörige oder Freunde, Mimulus hat vor Begebenheiten des eigenen Lebens Angst.
Larch misstraut seinen Fähigkeiten aus mangelndem Selbstbewusstsein, Mimulus misstraut seinen Fähigkeiten aus Angst.
Water Violet fühlt sich unwohl in der Menge, weil er lieber alleine ist, Mimulus strengt die Menge an, weil es ihn Kraft kostet.
Cherry Plum redet nicht über seine Ängste, weil er befürchtet, dass sie ihn überwältigen. Mimulus redet nicht darüber, weil es ihm eigentlich unangenehm ist, und er fürchtet, als „Angsthase" zu gelten.

Assoziation: Mimose, die sich bei Berührung (hier findet man das Konkrete) verschreckt zusammenzieht

Mustard – Ackersenf

von der Dunkelheit ins Licht

Sinapis arvensis – Acker-Senf – blüht auf Europas Äckern, in Gärten und auf Schuttplätzen. Die leuchtenden Blüten verraten ein wenig über ihre Heilkraft als Bach- Blüte.

Wesen: Mustard-Menschen sind sehr wechsellaunig. In ihnen stecken fröhliche, ausgeglichene freundliche und offene Menschen. Aus heiterem Himmel fallen sie aber periodisch in ein tiefes Loch voll Melancholie, Trübsinn und Schwermut, wobei sie den Grund für ihren Zustand nicht benennen können. Die Symptome gleichen denen einer depressiven Verstimmung, zum Beispiel Langsamkeit, Antriebsarmut, Müdigkeit und Weltenschmerz. Diese Menschen fühlen sich isoliert und einsam, sind aber nicht in der Lage, sich über ihren Zustand mitzuteilen. Stattdessen ziehen sie sich innerlich zurück und verharren wie unter einer dunklen Decke. Alles geht langsam und zäh. So schnell wie der Zustand kommt, geht er auch wieder.

Wirkung: Mustard hilft uns, diesen Zustand als eine Möglichkeit zu begreifen, auch unschöne Lebensqualitäten zu durchleben und daran zu wachsen. Wenn wir nicht unsere Energie darauf verwenden, uns gegen diesen Zustand aufzulehnen, kann Mustard uns helfen, wieder heraus zu treten und die Lebensfreude in unser Leben Einkehr halten zu lassen. Mustard hilft uns, diese psychischen „Einbrüche" besser zu verkraften und uns ihnen nicht mehr so schutzlos ausgeliefert zu fühlen. Lebensfreude, Gelassenheit und innere Stabilität kann sich wieder in unserem Leben zeigen.

Einsatz Tier: Ebenso wie den Menschen ergeht es den Tieren im Mustard-Zustand: Sie sind apathisch, lustlos, müde und wirken depressiv. Ein Auslöser dafür kann nicht gefunden werden und normalerweise vergeht der unleidliche Zustand wieder nach einigen Tagen. Wichtig ist, diesen Zustand medizinisch abzuklären, um sicher zu sein, dass sich kein organisches Problem hinter dem phasenweisen depressiven Zustand versteckt.

Abgrenzung:
Sweet Chestnut ist verzweifelt und spricht darüber mit anderen, Mustard spricht eher nicht über sein Befinden.

Gentian weiß um den Grund seiner Niedergeschlagenheit und Trauer, Mustard wird von dem Gefühl überrascht und kann die Ursache dafür nicht benennen.

Gorse hängt fest in dem Gefühl der Schwermut und kommt nicht mehr heraus, für Mustard ist es ein Gefühl, das unerwartet kommt – und auch relativ schnell wieder geht. *Water Violet* isoliert sich, weil er sich innerlich von den anderen Menschen distanziert, Mustard versinkt in Schwermut und ist deshalb isoliert.

Clematis wirkt aus Langeweile apathisch, *Honeysuckle* aus Trauer oder Kummer, *Olive* aus Erschöpfung, *Wild Rose* hat aufgegeben und wirkt deshalb apathisch, Mustard versinkt phasenweise unter einer dunklen Decke.

Assoziation: der leuchtend gelbe Ackersenf auf einem Schuttplatz

Oak – Eiche

vom Kampf zur Kraft

Quercus robur – Deutsche Eiche - ist in ganz Europa beheimatet. Ihre Pfahlwurzel trotzt Stürmen und ihre Früchte dienen Tieren als Nahrung. Jeder kennt die „hohle Eiche", die trotz ihres desolaten Zustands jedes Jahr zeitgleich Blüten und Blätter hervorbringt. In dem Satz „stark wie eine Eiche" finden wir bereits eine Aussage über ihre Wirkung als Bach-Blüte.

Wesen: Oak-Menschen haben Ähnlichkeiten mit den starken Eichen. Bis an ihre Grenzen sind sie belastbar, ausdauernd, kämpferisch, entschlussfreudig, mutig und auch ehrgeizig. Sie erlauben sich keine Schwächen, haben große Energiereserven und Verantwortungsgefühl. Es sind die beständigen MitarbeiterInnen, auch wenn die Firmenkapazitäten aus allen Nähten platzen. Es sind die fürsorgenden Familienväter/- mütter, auch wenn Krankheit oder Arbeitslosigkeit droht. Es sind die Menschen die tun, was getan werden muss, ohne zu klagen und ohne auf ihre Befindlichkeiten zu achten. Ihre eigene Messlatte ist hoch, sie halten durch - und erstarren innerlich dabei. Nie würden sie andere um Unterstützung bitten oder sich eingestehen, dass es ihnen zu viel ist und sie sich überfordert fühlen. Bei allem Pflichtbewusstsein und Arbeitseifer vergessen sie, dass Leichtigkeit, Freude und Lebendigkeit ebenso Teil des Lebens ist.

Wirkung: Wenn wir die Bach-Blüte Oak benötigen, haben wir vergessen, inne zu halten, Kraft zu schöpfen, Atem zu holen. Oak hilft uns, die Kraft der Leichtigkeit zu erkennen, Sturheit aufzulösen, uns unsere Grenzen der Belastbarkeit einzugestehen. Oak unterstützt, um Hilfe zu bitten und innerlich zentriert zu bleiben, wenn wir erkennen, dass uns eine übernommene Tätigkeit über den Kopf wächst. Mit Oak wird der innere Druck leichter, wir können unsere Aufgaben mit mehr Freude und Leichtigkeit erfüllen, gehen im Alltag souverän mit Belastungen um, kennen unsere Grenzen und Bedürfnisse und richten uns danach.

Einsatz Tier: Oak ist die Blüte für Tiere, denen ihre (Lebens-)Aufgabe – teilweise auch auf Grund ihres Alters –zu viel geworden ist. Oak-Tiere sind sehr erschöpft, aber machen weiter, was von ihnen erwartet wird und überfordern sich damit selbst. Das trifft vor allem auf Arbeitshunde oder bei intensiven Tiersportarten zu. Hier sind die Halter aufgefordert, genau zu schauen, ob, und ab wann ihr vierbeiniger Freund überfordert ist. Oak hilft, dass das Tier seine Erschöpfung einerseits besser zeigen kann und andererseits besser mit seiner Kraft und Ausdauer haushalten lernt. Hier ist der Mensch gefordert, denn die Voraussetzung für diese Lernerfahrung bietet nur ein Tierhalter, der seine Tiere nicht um jeden Preis zu Höchstleistungen treibt und es akzeptiert, dass sein Tier eine Überforderung signalisiert.

Abgrenzung:
Elm ist vorübergehend schwach, macht seine Arbeit aber gerne, Oak arbeitet vor allem aus Pflichtbewusstsein.
Olive ist durch starke Beanspruchung überfordert, Oak ist überfordert, weil er sich keine Pausen gönnt.
Chicory opfert sich für andere auf, um Dankbarkeit zu bekommen, Oak opfert sich aus Pflichtbewusstsein auf.
Rock Water ist selbstdiszipliniert aus Strenge zu sich selber, Oak ist selbstdiszipliniert aus dem Gefühl der Verantwortung heraus.
Red Chestnut vergisst sich selber aus Sorge um andere, Oak vergisst sich aus Pflichtgefühl und weil er seine Grenzen nicht (an)erkennt.
Vine ist anderen gegenüber unbarmherzig, Oak ist sich selbst gegenüber unbarmherzig.
Vervain geht über seine Grenze aus Begeisterung zur Sache, Oak beachtet seine Grenzen nicht aus Pflichtgefühl.

Assoziation: standfest, hart und zäh wie eine Eiche

Olive – Olive

von Erschöpfung zur Regeneration

Olea europaea – der Olivenbaum - trotzt sengender Sonne und trockenem, rissigem Boden. Er ist in der Lage, seine Kräfte gut einzuteilen. Hier und in seinem langsamen Wachstum erkennen wir einen Teil der Wirkung als Bach-Blüte.

Wesen: Olive ist die Erschöpfungsblüte und steht für Zustände der totalen körperlichen und seelischen Erschöpfung. Egal ob zu viel gearbeitet wurde, eine Anstrengung alles abverlangt hat, eine große Krise überwunden wurde oder einfach das Leben viel Kraft braucht. Menschen, die Olive brauchen, sind ausgelaugt, total geschwächt, ständig den Tränen nah und ihr Energievorrat geht gen Null.

Wirkung: Die Bach-Blüte Olive hilft uns inne zu halten. Sie verschafft Zeit zur Selbstreflektion und gibt die Möglichkeit einer ehrlichen Bestandsaufnahme. Wir lernen mit dieser Bach-Blüte, ebenso gut mit unseren Reserven zu haushalten wie die Olivenpflanze. Sie ist in der Lage ihre Kräfte einzuteilen, so dass sie trotz Hitze und Wassermangel Blüten und Früchte hervorbringen kann. Olive hilft, die anstehenden Aufgaben mit mehr Gelassenheit anzugehen. Sie eignet sich auch nach Krankheit, Schwangerschaft, Stillzeit, während der Pflege von kranken Angehörigen oder bei schweren inneren Prozessen.
Gerade in einer Zeit, die so schnelllebig ist wie die unsere, in der ständig Neues passiert, eine Hiobsbotschaft nach der anderen um unsere Ohren fliegt, sich alles in rasender Geschwindigkeit verändert und es gefühlt keinen Boden mehr unter unseren Füßen gibt, kann Olive gute Dienste erweisen.
Bei der ersten Einnahme ist es möglich, dass wir entweder ziemlich schnell in einen langen, tiefen Schlaf fallen, oder dass wir erst mal ein kurzes Aufbäumen unserer Energien in Form von Kraft und Power erleben – um dann danach in einen tiefen Schlaf zu fallen. Deshalb die Blüte beim ersten Mal bitte nicht abends einnehmen.
Dauerhafte Erschöpfung bitte auch ärztlich abklären. Viele Erkrankungen haben dieses Symptom mit im Gepäck.

Einsatz Tier: Auch bei Tieren ist Olive die Blüte für geistige, körperliche und seelische Erschöpfung. Egal ob nach langer Krankheit, im Alter, nach schlechter Haltung oder bei großem Stress, Olive kommt zum Einsatz, wenn der Mensch beim Anblick seines Tieres an ein „tierisches Burnout" denkt. Die Tiere sind müde, abgeschlagen, lustlos und antriebsschwach. Neben der Gabe der Bach-Blüte sollte auch Ruhe und Ruhen-lernen auf dem Tagesplan stehen. Olive füllt die Energietanks auf, bringt Lebendigkeit und Spaß ins Leben und unterstützt das Immunsystem.

Abgrenzung:

Hornbeam hat vor allem morgens das Gefühl, seinen Tagesaufgaben nicht gewachsen zu sein, schafft sie aber doch, Olive ist so erschöpft, er kann nicht mehr.

Wild Rose ist völlig energielos und apathisch, Olive ist vorübergehend erschöpft.

Gentian ist eher chronisch willensschwach, weil er sich schnell durch Rückschläge entmutigen lässt, Olive ist zeitweise aus Erschöpfung willensschwach.

Elm nimmt auf Grund starker Identifikation mit seiner Aufgabe seine Grenzen nicht mehr wahr, Olive ist körperlich, geistig oder seelisch überbeansprucht und kann seine Grenzen nicht mehr sehen.

Centaury übersieht seine eigenen Grenzen. Er stellt sich aus Dienst am Nächsten und um seiner Anerkennung Willen lieber hinten an. Olive nimmt die Grenzen nicht wahr, weil er seiner Erschöpfung nicht Rechnung trägt und **Oak** ist zu stur, um seine Kraft-Grenzen zu erkennen und danach zu handeln.

Olive ist apathisch aus längerer Überforderung, **Elms** Überforderung ist eher zeitweise oder projektbezogen, **Mustard** ist zeitweise apathisch, kurze Zeit später aber wieder topfit, eine Ursache für den Zustand ist bei Mustard nicht erkennbar, und **Honeysuckle** ist überfordert, weil er mit seiner Vergangenheit nicht zurechtkommt.

Assoziation: Olivenzweig - Licht in der Finsternis

Pine – Schottische Kiefer

von Schuld zu Existenzberechtigung

Pinus sylvestris – Schottische Kiefer oder Waldkiefer – finden wir in ganz Europa. Die Geradlinigkeit dieses Baums zeigt Pine als Bach-Blüte in der „erlösten" Form.

Wesen: Pine-Menschen haben eine große Diskrepanz zwischen ihrer jetzigen Situation und dem Idealzustand, den sie für sich definiert haben. Die gesetzte Messlatte zur Erreichung dieses Idealzustands ist nur oftmals zu hoch, die Grenze zwischen ihrer Verantwortung und der Verantwortung der anderen ist unklar. Pine-Menschen haben ständig ein schlechtes Gewissen, setzten sich selbst unter Leistungsdruck, überschätzen ihre eigene Kraft, neigen dazu, sich für alles zu entschuldigen und genügen nicht den eigenen Anforderungen. Sie fühlen sich schuldig und für alles verantwortlich, auch wenn andere den Fehler gemacht haben. Das Gefühl nicht zu genügen und nicht richtig zu sein bestimmt ihr Leben und Handeln. So entsteht die Tendenz, in unguten Situationen zu verharren – sie sind ja selbst schuld.

Wirkung: Wenn wir uns schuldig fühlen - für unser Dasein, unsere Arbeit und unser Sein, uns mit Selbstvorwürfen quälen, uns ständig für alles entschuldigen und meinen, nie zu genügen, kann Pine gute Dienste erweisen. Die Bach-Blüte Pine hilft, zufriedener mit uns und unseren Leistungen zu sein. Wir schauen realistisch auf unsere Fähigkeiten und Kraft und erwarten nicht mehr, in jeder Lebenslage hundert Prozent richtig zu sein und nie einen Fehler zu begehen. Wir lernen, unsere Fehler realistisch einzuschätzen und zu ihnen zu stehen. Wir sind zufriedener mit unserem Leben und wissen, dass wir auch mit unseren Fehlern geliebt werden. Für die Fehler anderer übernehmen wir nicht mehr die Verantwortung.

Einsatz Tier: Tiere die Pine brauchen, leiden an einem übertriebenen Schuldbewusstsein. Ihre Körperhaltung ist geduckt, wenn es irgendwo Schimpfe gibt, fühlen sie sich angesprochen und beziehen es auf sich. Diese Tiere sind schreckhaft und zucken bei jedem lautem (und leisem) Geräusch zusammen, unterwerfen sich schon im Vorfeld und haben die Tendenz, sich in einer schützenden Ecke zu verkriechen. Zusätzlich neigen die Tiere zur Selbstverstümmelung (eine Abgrenzung zu Larch-Tieren, denen es ebenfalls an Selbstvertrauen mangelt). Pine hilft, nicht jede Schimpfe auf sich zu beziehen, gibt Selbstvertrauen und schenkt sogar manchmal ein wenig Mut.

Abgrenzung:
Crab Apple hat hohe Moralvorstellung, erfüllt sie für sein Gefühl nicht und fühlt sich „unsauber", Pine erfüllt die eigenen Moralvorstellungen nicht, weil er sich schuldig fühlt.
Oak ist erschöpft und hört nicht auf seine Körpersignale, weil er sich über die Maße verantwortlich fühlt, Pine ist erschöpft, weil er sich schuldig fühlen würde, wenn er auf sich hörte.

Larch fühlt sich auf Grund eines zu geringen Selbstvertrauens minderwertig, Pine fühlt sich minderwertig, weil er meint, etwas nicht gut genug zu machen. Für Pine könnte es immer noch besser sein.

Rock Water verzichtet auf eigenen Ansprüche weil er meint, bei mehr Disziplin wird er ein besserer Mensch, Pine verzichtet auf seine Ansprüche weil er findet, er hätte es nicht besser verdient.

Assoziation: Büßer

Red Chestnut – Rote Kastanie

von Abhängigkeit ins Selbst

Aesculus carnea – rote Kastanie - sieht mit ihren roten Blüten ein wenig wie ein Weihnachtsbaum aus und erinnert im weitesten Sinne an das Fest der Liebe. Sie ist groß und bietet Schutz – in beiden Eigenschaften der Pflanze finden wir eine Idee der Wirkungsweise.

Wesen: Menschen, die Red Chestnut brauchen, sind überdurchschnittlich stark um ihre Angehörigen besorgt. Fürsorge und übermäßiges Mitgefühl bestimmt ihr Leben. Als Eltern gehören sie zu der Kategorie Helikoptereltern und Übermütter/-väter. Sie haben große Schwierigkeiten ihren Kindern die nötigen Freiräume zu ermöglichen, aus Angst, es könnte ihnen etwas geschehen. Schlafstörungen plagen sie, wenn nicht alle Familienmitglieder zu Hause sind. Sie sind beunruhigt, wenn nach Ankunft am Reiseziel eine Info des Partners ausbleibt und sie sind außer sich, wenn die betagten Eltern nicht wie verabredet bis Mittag angerufen haben. Diese Menschen neigen dazu, die, die sie lieben, mit dieser Liebe zu erdrücken. Sie spüren dabei nicht, dass es ihre eigenen Ängste sind, die sie auf andere projizieren. Häufig haben diese Menschen Beziehungen mit einem symbiotischen Charakter, was nicht selten in einem Befreiungsschlag des anderen endet.

Wirkung: Die Bach-Blüte Red Chestnut unterstützt uns, Nächstenliebe zu leben, ohne zu vereinnahmen. Sie hilft, sich auf der Seelenebene zu verbinden und nicht aneinander zu binden. Wir bleiben in unserer Mitte, und agieren von dort mit Liebe und Achtung vor der Freiheit des Anderen. Wir können das Wohl unserer Lieben dem Leben anvertrauen und akzeptieren, dass wir weder den göttlichen Plan dieser Seelen kennen, noch ihr Schicksal beeinflussen oder verhindern können. Red Chestnut ist auch bei Personen in helfenden Berufen eine unterstützende Blüte, wenn sie dazu neigen, das Wohl der Anderen über das eigene zu stellen.

Einsatz Tier: Die Bach-Blüte ist für Tiere, die einen übertriebenen Beschützerinstinkt ausleben und ihre Menschen, Rudelmitglieder oder Welpen vor „Anfeindungen" durch Besuch oder Spaziergänger am Gartenzaun massiv verteidigen. Nicht selten nimmt das aggressive Formen an, wobei diese Tiere innerhalb ihres Rudels oder als Mutterhündin absolut friedlich und liebevoll sind. Tiere, die vor Angst um ihre Menschen nicht zur Ruhe kommen, sollte er es wagen, einmal für ein paar Stunden das Haus zu verlassen, oder Beschützerallüren auffahren, wenn sich einer dem Familienmeerschweinchen nähert, kann Red Chestnut helfen, mehr in Harmonie und Ausgleich zu kommen.

Das Verhalten von einigen (Herden)Schutzhunden geht rassebedingt und gewollt in die Red-Chestnut-Richtung, an der Stelle kann die Bach-Blüte allerdings keine Wunder bewirken. Hier lebt der Hund seine Aufgabe, nämlich den Schutz der ihm anvertrauten Wesen zu gewährleisten - egal wie viele Beine diese Wesen haben.

Abgrenzung:
Chicory wirkt altruistisch, erwartet aber in Wahrheit Dankbarkeit und definiert sich darüber, Red Chestnut wirkt altruistisch, weil er aus Fürsorge um andere Menschen dazu neigt, sich selbst zu vergessen.
Mimulus hat um sich selbst Angst, Red Chestnut hat um andere Menschen Angst.
Centaury kann sich mangels Durchsetzungsfähigkeit nicht abgrenzen, Red Chestnut kann sich aus Sorge um die Anderen schwer abgrenzen.
Gentian ist pessimistisch, weil er schnell entmutigt ist, Red Chestnut befürchtet der Schlimmste für seine Angehörigen und ist aus diesem Grund pessimistisch.
Cerato bindet sich aus Unsicherheit stark an andere Personen, Red Chestnut bindet die Anderen (oft von denen ungewollt) an sich.
Rock Rose neigt zu Panik, weil die Situation angsteinflößend ist, Red Chestnut ist panisch aus Angst um Andere.

Assoziation: Großmutter, die sich nur um andere sorgt

Rock Rose – Gelbes Sonnenröschen

von Panik zu Besonnenheit

Helianthemum nummularium – das gelbe Sonnenröschen - leuchtet, als wolle uns die Farbe zeigen, dass Sonne und Licht die Begrenzung von Angst und Panik aufheben kann. Hier zeigt sie uns eine der Wirkungen als Bach-Blüte.

Wesen: Rock Rose ist ein Akutmittel. Es findet seinen Einsatz bei großer Angst, Unfällen, Erkrankungen, Albträumen, Naturkatastrophen, Hiobsbotschaften, Gewalteinwirkungen, Schock etc., aber auch bei der „täglichen Panik", die uns überfällt und lähmt. Wo Mut und Zuversicht in weite Ferne rücken und Panik und Hysterie Einzug halten, da ist Rock Rose das Mittel der Wahl. In diesen Momenten fehlt uns die innere Distanz zu dem Geschehen, wir können die Dinge nicht mehr „von oben" betrachten, sondern befinden uns mitten im Chaos. Wir reagieren nicht mehr besonnen oder angemessen, sondern nur noch panisch und hysterisch. Blankes Entsetzen bemächtigt sich unser und wir sind unfähig, einen klaren Kopf zu wahren.

Wirkung: Rock Rose unterstützt uns, den Tatsachen ins Auge zu sehen, uns unserer Angst zu stellen und dennoch mit Besonnenheit und Weitsicht über uns hinaus zu wachsen und uns den momentanen An- und Herausforderungen zu stellen. Die Angst weicht nicht, (und sie ist zeitweise auch durchaus angebracht) aber der Mut von Rock Rose transformiert das Panikgefühl, wir sehen klarer, was getan werden muss und handeln aus einer inneren Stärke und Zuversicht heraus.
Für den Alltag (also außerhalb von Ausnahmesituationen) bedeutet das: die Dinge, deren Lösung wir aus Angst vor uns herschieben, binden unsere Energien. Wandeln wir die Angst in Zuversicht und Mut, gelingt es besser, die unangenehmen und angsteinflößenden Dinge mit Besonnenheit zu tun.
Rock Rose kann gut bei Albträumen eingesetzt werden und ist Bestandteil der Rescuetropfen.

Einsatz Tier: Auch bei den Tieren ist Rock Rose die Panikblüte unter den Bach-Blüten. Es gibt viele mögliche Auslöser für dieses Verhalten, zum Beispiel ein lautes oder unbekanntes Geräusch, ein unbekannter Gegenstand auf der Straße oder eine Bewegung, die traumatisch besetzt ist (gehobener Arm und Fuß) und ein panisches Verhalten auslöst. Die Tiere sind dann nicht mehr ansprechbar und rasen kopflos davon.

Rock Rose hilft, in solchen beängstigenden Situationen etwas besonnener, gelassener und ruhiger zu sein.

Rock Rose hilft, die Spitzen zu nehmen, ersetzt aber (wie alle Bach-Blüten) kein einfühlsames Training, langsam gesteigerte Reize und klaren Schutz, Sicherheit und Führung für das Tier. Sollte ein Konfrontationstraining mit den traumatisch besetzten Reizen geplant sein, muss das bitte auch mit Rock Rose sehr langsam, bedacht und vorsichtig geschehen.

Abgrenzung:

Cherry Plum reagiert panisch aus Angst, die Kontrolle über sich zu verlieren, Rock Rose reagiert panisch auf eine akute Situation.

Mimulus hat Angst vor konkreten Dingen, Rock Rose hat erstarrende Panik.

Star of Bethlehem hat ein unverarbeitetes, aber bereits zeitlich zurückliegendes Trauma, Rock Rose hat ein akutes Trauma.

Aspen hat eher „konstitutionell" Angst, Rock Rose ist panisch, aber nicht grundsätzlich, sondern auf eine bestimmte Situation bezogen.

Aspen hat Albträume, weil er (energetisch) zu viel vom Tag aufnimmt und nicht verarbeitet hat, Rock Rose wacht schweißgebadet und panisch auf. Bei Albträumen ist Rock Rose „akuter" als *Aspen*.

Assoziation: Panik bei einer Katastrophe

Rock Water – Quellwasser

von starrer Disziplin zum achtsamen Sein

Rock Water ist als einzige Essenz nicht pflanzlichen Ursprungs. Wasser passt seine Form dem haltenden Gefäß an, der Aggregatzustand kann verschieden sein (Eis, Dampf, flüssig) und dennoch – es bleibt Wasser. Spielerisch leicht fließt es in alle Richtungen, läuft in die kleinsten Ritzen und ist geschmeidig und kraftvoll – hier zeichnet sich die Qualität von Rock Water als Bach-Blüte bereits ab.

Wesen: Der Rock Water Zustand gleicht den verschiedenen Aggregatzuständen von Wasser. Wenn ein Mensch zu Eis erstarrt und sinnbildlich nicht mehr in der Lage ist, um die Kurven zu fließen, dann ist er in einer festen, erstarrten Energie. Auch wenn man sich dem Leben nicht anpassen mag und stattdessen versucht, das Leben in unsere Vorstellungen zu pressen, finden wir Rock Water im ungelösten Zustand. Starre Strukturen, überambitionierte Disziplin, Steifheit, Perfektionismus oder Entsagungen blockieren unserer Freude und Lebendigkeit. Das sind Rock Water Zeichen im negativen Zustand. Dazu gehört übrigens auch das „Erkämpfen" einer spirituellen Weiterentwicklung ohne Leichtigkeit, Sanftheit und Freude.

Wirkung: Mit der Bach-Blüte Rock Water laden wir Flexibilität, Leichtigkeit, Lebendigkeit und Offenheit in unser Leben ein. Wir können uns den Gegebenheiten achtsam anpassen, uns kraftvoll und leicht dem Lebensfluss hinzugeben und werden getragen, geführt und gehalten vom Leben selber. Die eigenen körperlichen und seelischen Bedürfnisse werden respektiert und in Maßen – oftmals zum Vorbild anderer – gelebt und geliebt. Spiel und Spaß darf wieder Teil unseres Lebens sein.

Einsatz Tier: Diese Bach-Blüte kommt zum Einsatz, wenn das Tier einen übertriebenen Arbeitseifer an den Tag legt und dabei vergisst, dass das Leben aus mehr als Pflicht und zwanghaften Verhalten besteht. Zeit zum Spielen oder Schmusen gibt es bei diesen Tieren nicht, sie sind im Einsatz - immer und überall. Bei sehr ehrgeizigen Hundesporttypen finden wir häufiger den Rock-Water-Hund. Sie haben dadurch etwas sehr starres und unentspanntes und wenn sie mal Schimpfe kriegen, weil etwas nicht gut geklappt hat, brechen sie buchstäblich zusammen. Grundsätzlich schätzen die Rock-Water-Tiere keine Veränderungen und brauchen von ihren Menschen klare Ansagen und Informationen. Rock Water unterstützt, dass ein wenig Flexibilität und Laissez-faire Einzug in das Tierleben halten kann.

Abgrenzung:
Water Violet zieht sich aus innerem Bedürfnis nach Ruhe zurück und wirkt dadurch oft unnahbar, Rock Water wirkt unnahbar, weil er durch seine strenge Disziplin anderen oft als Vorbild dient.
Vine fordert viel von den Anderen, Rock Water fordert viel von sich selbst.
Vervain setzt sich vehement für die Sache ein und versucht, andere zu überzeugen, Rock Water setzt sich stark für sein vermeintlich eigenes, inneres Wachstum ein, lässt andere so sein wie sie wollen.
Crab Apple hat einen Perfektionsdrang auf Grund extremer Sauberkeits- und Moralvorstellungen, Rock Water hat einen starren Perfektionsdrang sich selber gegenüber.

Cherry Plum „reißt sich zusammen", weil er Angst vor dem Überborden seines Gefühlschaos' hat, Rock Water „reißt sich zusammen", damit er seinen eigenen Wertevorstellungen entspricht.

Assoziation: Kanal statt natürlicher Flusslauf

Scleranthus – Einjähriger Knäuelkraut

vom „entweder-oder" zum „sowohl-als-auch"

Scleranthus annuus - einjähriger Knäuelkraut – teilt sich viel und bildet bei jeder Teilung zwei gleichwertige Triebe. Sowohl die Instabilität auf Grund der häufigen Teilung, als auch die gleichwertigen Triebe, verraten schon ein wenig die Wirkung als Bach-Blüte.

Wesen: Die meisten Menschen kennen das: Man hat sich für etwas entschieden und im Nachhinein steht die Frage im Raum, ob diese Entscheidung wirklich die Richtige war. Es ist wie eine „Nachentscheidungs-Dissonanz", die sich ungut anfühlt und schnell aus der Gegenwart in die Vergangenheit katapultiert. Scleranthus-Menschen sind vielseitig interessiert, flexibel und innerlich beweglich, aber auch sprunghaft, wankelmütig, unentschlossen, unkonzentriert und ihre Stimmungen wechseln schneller als das Wetter. Es ist für sie eine Herausforderung, Schwerpunkte in ihrem Leben zu setzen, oftmals fehlt der „rote Faden". Sie springen in Gedanken und Gefühlen hin und her, eine klare Entscheidung gibt es nicht. Dennoch ist ihnen ihre Autonomie wichtig, weshalb sie am liebsten für sich selber entscheiden, statt sich mit anderen über ihr Dilemma auszutauschen. Auf andere machen diese Menschen auch oft einen zappeligen und eher unzuverlässigen, unbeständigen Eindruck.

Wirkung: Die Bach-Blüte Scleranthus kann uns bei der Findung unserer inneren Ausgeglichenheit und Balance unterstützen. Sie fördert unsere Konzentration, Geradlinigkeit, Klarheit, Ausdauer, Entschlossenheit, Selbstsicherheit und Zielgerichtetheit und hilft uns, zwischen zwei Möglichkeiten zu entscheiden. Gleichzeitig nimmt sie die Angst vor einer Fehlentscheidung und verpassten Möglichkeiten. Scleranthus hilft auch bei kurzzeitigen Stimmungsschwankungen.

Einsatz Tiere: Tiere, die Scleranthus brauchen, wechseln ihre Stimmung von „Jippi-Party" zu „kurz-vor-Suizid" in kürzester Zeit. Sie zeichnen sich durch Wechselhaftigkeit, Launigkeit und Sprunghaftigkeit aus. Einen Auslöser für dieses Wechselbad der Gefühle ist nicht zu erkennen. Diese Tiere wirken unentschlossen, heute fressen sie als wenn es kein Morgen gäbe, am nächsten Tag verschmähen sie alles Essbare. Heute sind sie das Leben pur, morgen hat man das Gefühl, einen uraltes Tier vor sich zu haben. Gerade schmusen sie noch, Sekunden später fliegen uns die Krallen um die Ohren.... auch zum Ruhen wird ständig der Platz gewechselt. Diese Tiere sind durchaus lernbegierig, aber ihre Konzentration ist meist nicht von Dauer. Scleranthus verhilft, etwas Ausgeglichenheit und Ruhe in das Leben des Tieres zu bringen.

Abgrenzung:
Cerato traut seiner Intuition nicht, braucht bei Entscheidungen Bestätigung von außen und er spricht mit anderen Menschen darüber. Scleranthus kann sich nicht entscheiden und spricht nicht darüber.
Impatiens ist sprunghaft und ungeduldig, aber immer mit einem Ziel im Blick, Scleranthus macht einen sprunghaften Eindruck auf Andere, weil er das Ziel nicht sieht.
Walnut ist labil auf Grund äußerer Einflüsse und Veränderungen, er lässt sich leicht beeinflussen, Scleranthus macht einen labilen Eindruck, weil er unentschlossen ist, er lässt sich aber weniger beeinflussen.
Mimulus hat vor Konkretem Angst (zum Beispiel Zahnarzt), Scleranthus hat Angst, die „falsche" Entscheidung zu treffen.
Wild Oat kann sich nicht entscheiden, weil ihm das Ziel vor Augen fehlt, Scleranthus hat Angst, eine Fehlentscheidung zu treffen.
Mustard hat Wechselstimmungen, die periodisch auftreten, Scleranthus' Stimmung wechselt von einer Minute zur anderen.

Assoziation: Waage in Balance

Star of Bethlehem – Doldiger Milchstern

wenn das Trauma nicht aufhört

Ornithogalum umbellatum – der doldige Milchstern – hat sechs sternförmig angeordnete, kleine, weiß leuchtende Blütenblätter und blüht von April bis Juni.

Wesen: Jeder Mensch hatte bereits in seinem Leben ein Schockerlebnis. Sei es, dass man vor den Überresten einer gescheiterten Ehe steht, eine Hiobsbotschaft erhalten hat, schwer gestürzt oder plötzlich arbeitslos geworden ist. Manchmal folgt die Erstarrung auf der Stelle, manchmal dauert es eine Zeit, bis das Ausmaß der Erfahrung bewusst geworden ist und erst dann zieht sich der Mensch Stück für Stück in sein Schneckenhaus zurück. Ein Teil ist nicht mehr spürbar und es ist egal, ob der Schock auf der psychischen, seelischen oder körperlichen Ebene stattgefunden hat.

Wirkung: Star of Bethlehem ist DIE Schockblüte. Der Schock ist allerdings nicht unbedingt mit einem Schock im medizinischen Sinne zu vergleichen. Geboren zu werden kann ebenso zu einem Schock führen, wie einen Unfall mitzuerleben oder harscher Kritik ausgesetzt zu sein. Die Bach-Blüte hilft, mit unserer ganzen Energie wieder im „Hier" anzukommen. Sie hilft, Teile von uns, die seit dem traumatischen Erlebnis „neben uns stehen" wieder zu integrieren. Auch wenn das Ereignis weit in der Vergangenheit liegt, vermag Star of Bethlehem, uns damit zu versöhnen und die vielleicht jahrelang gestaute Energie erneut ins Fließen zu bringen. Star of Bethlehem ist eine sehr gute Blüte zur Nachbehandlung einer schamanischen Seelenrückführung und auch sehr hilfreich bei unerklärlichen Therapieblockaden. Star of Bethlehem wird eher zeitweise eingesetzt und ist keine Konstitutionsblüte. Diese Bach-Blüte ist Teil der Rescuetropfen.

Einsatz Tier: Mit Star of Bethlehem haben wir die Trauma- und Schockblüte für Mensch und Tier in der Hand. Tiere brauchen sie, wenn ihre Seele und/oder ihr Körper verletzt wurde. Dabei ist es egal, ob der Vorfall bereits längere Zeit her ist, oder gerade eben stattgefunden hat. Bei Tieren aus dem Tierschutz wird sie oft zusammen mit Walnut (Veränderungen) und Honeysuckle (Loslassen der Vergangenheit) oder auch Sweet Chestnut (Verzweiflung) gegeben. Sie kommt eher nicht alleine zum Einsatz.

Abgrenzung:
Rock Rose verfällt in eine Panik (aktiv), Star of Bethlehem reagiert auf einen Schock (passiv).
Sweet Chestnut ist akut verzweifelt weil er keinen Ausweg mehr sieht, Star of Bethlehem ist verzweifelt, weil ein erlebtes Trauma ihn innerlich verfolgt und blockiert.
Mustard fühlt sich grundlos wie in einem schwarzen Loch und ist deshalb depressiv, Star of Bethlehem neigt zu Depressionen, weil er ein erlebtes Trauma nicht verarbeitet hat.

Clematis flieht aus der Gegenwart in seine Tagträumen, Star of Bethlehem ist durch ein Trauma erstarrt und kann die Gegenwart nicht annehmen.

Honeysuckle hängt in der Vergangenheit und kann sich an jede Einzelheit von damals erinnern, Star of Bethlehem hängt in der Vergangenheit, obwohl er am liebsten das Erlebte vergessen möchte.

Willow ist handlungsunfähig, weil er sich als Opfer fühlt, Star of Bethlehem ist aus einer Schockstarre heraus nicht handlungsfähig.

Assoziation: Stern von Bethlehem – in auswegloser Situation wird der Weg dennoch erhellt

Sweet Chestnut – Esskastanie

von der Unerträglichkeit zur Erkenntnis

Castanea sativa –Edel- oder Esskastanie - finden wir vor allem in lichten Wäldern Mittel- und Westdeutschlands. Die essbaren Früchte kennen wir als Maronen vom Weihnachtsmarkt.

Wesen: Wenn Sweet Chestnut uns ruft, meinen wir, das Leben nicht mehr aushalten zu können. Unsere Grenze des Ertragbaren ist erreicht und eine große Verzweiflung und Mutlosigkeit bemächtigt sich unseres Seins. Der Zusammenbruch naht, Körper, Geist und Seele stecken fest in dieser großen Auswegslosigkeit. Hoffnung ist zu einem Fremdwort geworden, akute Verzweiflung regiert das Denken, die innere Struktur trägt nicht mehr. Der Sweet-Chestnut-Mensch isoliert sich, Leere und das Gefühl von „ausgeliefert-sein" bekommt die Oberhand. Menschen die Sweet Chestnut brauchen, versuchen ihren Zustand vor anderen zu verbergen und sprechen nicht offen darüber. So fällt es Außenstehenden schwer, die Größe der Verzweiflung richtig einzuschätzen.

Wirkung: Sweet Chestnut ist die Bach-Blüte in der akutesten Phase der Verzweiflung, Hoffnungslosigkeit und Mutlosigkeit. Sie hilft, wieder Hoffnung zu schöpfen, zuversichtlicher zu werden und auch in der schlimmsten Verzweiflung das schimmernde Licht am Horizont zu erkennen und die Möglichkeit in Betracht zu ziehen, dass auch auf die tiefste Nacht der Seele ein neuer Morgen folgt. Sweet Chestnut hilft uns, entscheidende

Veränderungen in unserem Leben vorzunehmen und ist oft der Beginn eines großen, überfälligen Schrittes. Mit Hilfe dieser Blüte können wir gestärkter aus der Krise hervorgehen, als es uns ohne je möglich gewesen wäre. Sweet Chestnut ist eher eine „Akutblüte" als eine „Konstitutionsblüte" und sie ist häufig bei einem tiefen Transformationsprozess nötig und hilfreich.

Einsatz Tier: Diese Blüte kommt zum Einsatz, wenn große Verzweiflung herrscht und die Aussicht auf eine Veränderung schon nicht mehr gesehen werden kann. Diese Tiere haben so gut wie aufgegeben, sie sind meist ungepflegt, haben stumpfes Fell, glanzlose Augen und kaum Muskeln. Vor allem misshandelte Tiere wie Vermehrerhündinnen, Hunde aus Verschlägen oder Kettenhunde profitieren von dieser Blüte, mit deren Hilfe sie wieder den Weg zurück ins Leben finden. Sind „normale" Familienhunde in diesem ausweglosem Zustand, steckt ziemlich sicher eine schwere Erkrankung dahinter, die dringend medizinisch versorgt werden sollte.

Abgrenzung:
Gorse verfällt in eine depressive Stimmung, weil er keinen Ausweg sieht, dieser Zustand ist eher langfristig als akut, ***Sweet Chestnut*** bekommt auf Grund akuter Hoffnungslosigkeit eine Depression.
Gentian fühlt sich in einem dunklen Loch, weil er nur negative Erwartungen hat, Sweet Chestnut fühlt sich dort aus akuter Verzweiflung.
Elm ist von einem Projekt überfordert, Sweet Chestnut vom Leben.
Agrimony zeigt nach außen nicht seine wahren Gefühle, weil er ein bestimmtes Bild von sich aufrecht erhalten möchte, Sweet Chestnut spricht nicht über seinen Zustand, weil das für ihn gefühlt nichts daran ändert und er die Menschen um sich herum nicht auch noch belasten will.
Cherry Plum denkt aus Verzweiflung an Selbstmord, für Sweet Chestnut ist Selbstmord kein Ausweg und normalerweise auch nicht in seinem Denken vorrangig.
Mustard kennt keine Erklärung für das Gefühl seines vermeintlich ausweglosen Zustands, Sweet Chestnut sieht diesen Zustand als das Ende eines langen Kampfes, der ihn in diese akut ausweglose Situation gebracht hat.
Water Violet lebt isoliert, weil er mit sich selbst zufrieden ist, Sweet Chestnut isoliert sich aus Verzweiflung.

Assoziation: Kastanie, unberührbar im Außen, wunderschön im Innern

Vervain – Eisenkraut

vom übereifrigen Missionar zum empathischen Helfer

Verbena officinalis – Eisenkraut - wurde früher magische Fähigkeiten zugeschrieben. Druiden nutzten und schätzten es und ihm wurden Wunderheilungen, vor allem bei Kriegsverletzungen, nachgesagt.

Wesen: Vervain-Menschen sind angefüllt mit Visionen, Ideen und Idealen. Sie haben ein großes soziales Engagement und brennen für ihre Aufgaben. Mit Leib und Seele setzen sie sich für ihre Sache ein, das kann mehr Gerechtigkeit, eine saubere Umwelt, soziale Politik, Tierschutz, Ökologie oder etwas ähnliches sein. Sie sind überdurchschnittlich willensstark und überzeugend, begeisterungsfähig und – für manch einen - sehr anstrengende Zeitgenossen. Sie kennen keine Pausen, stehen unter extremer Anspannung und setzen sich – oftmals weit über die Grenzen ihrer körperlichen und psychischen Möglichkeiten – für ihre Sache ein. Die ihnen gestellten Aufgaben werden hundertprozentig gelöst. Sie neigen zu Dogmatismus, Fanatismus und Starrheit, erwarten von ihren Mitstreitern ein ähnlich großes Engagement, wie sie es selbst an den Tag legen. Es fehlt ihnen am rechten Maß, sowohl in ihrer Arbeit, als auch beim Essen, Trinken, Sport oder Fernsehen.
Vervain-Menschen ruhen nicht, bis auch der letzte Mensch in ihrem Umfeld ihrer Passion teilt und mitkämpft für die „gute Sache". Es fällt ihnen schwer anzuerkennen, dass andere Menschen andere Aufgaben in ihrem Leben erfüllen müssen.

Wirkung: Die Bach-Blüte Vervain hilft, unsere großen, tiefen Gefühle, unseren überdurchschnittlichen Einsatz und unsere Kraft für eine gute Sache in „gesunde" Bahnen zu lenken. Die eigene Energie kann zielgerichtet eingesetzt werden, ohne übereifrig zu missionieren. Auf energetischer Ebene hilft uns Vervain zu einem weiteren Blickwinkel. Wir können andere Prioritäten im Leben gelten lassen und über unseren Tellerrand schauen. Das ermöglicht uns, andere Meinungen zu akzeptieren und in unsere Überlegungen mit einfließen zu lassen. Wir werden entspannter und achten sowohl auf unsere, als auch auf die körperlichen und geistig-seelischen Bedürfnisse der anderen. Aus dem fanatischen Missionar wird ein empathischer Helfer und Unterstützer, der andere für sein Projekt begeistern und mitreißen kann ohne sich selbst oder andere zu überfordern.

Einsatz Tier: Hier haben wir das übereifrige Tier mit etwas zu viel Tatendrang, dem Hang zur eigenen Überforderung und der eindeutigen Information an alle: „Der Chef bin ich". Häufig schlafen diese Tiere unruhig (man könnte ja Wichtiges verpassen), sie neigen zu Überaktivität und Nervosität und schießen oft über das Ziel hinaus. Ist ihnen einmal Unrecht widerfahren, tragen sie das lange nach und vergessen es nicht. Sie sind Chef und wenn das jemand in Frage stellt, können sie auch mal aggressiv reagieren. Alles wird ein wenig übertrieben und weder Toleranz, noch Geduld oder Ruhe gehört zu ihren herausragenden Eigenschaften. Die typischen Balljunkies könnten von Vervain profitieren. Vervain bringt Ruhe in das Tier, es kann seine große Aktivität, die ja eigentlich etwas Schönes ist, in gesunde Bahnen lenken. Ein Tier im Vervain-Zustand sollte tierärztlich abgeklärt werden, dieses Verhalten könnte auch auf eine Schilddrüsenüberfunktion hindeuten.

Abgrenzung:
Rock Water ist perfektionistisch aus Eigeninteresse, Vervain ist perfektionistisch wegen der „guten Sache" und oft aus sozialen Aspekten heraus.
Chicory reibt sich für andere auf und erwartet Dankbarkeit, Vervain reibt sich aus Idealismus auf. Er steht zu hundertfünfzig Prozent hinter seiner Sache. Er ist ein Visionär.
Beech ist intolerant auf Grund fehlenden Mitgefühls, Vervain ist intolerant, weil er aus Übereifer und Überzeugung keine andere Meinung oder Ansicht duldet.
Oak mach immer weiter, weil er das Gefühl hat, durchhalten zu müssen, Vervain macht aus Übereifer weiter und weil es für ihn nur ganz oder gar nicht gibt.
Vines Ziele sind egoistischer Natur, Vervains Ziel ist eine bessere Welt.

Assoziation: Missionar

Vine – Weinrebe

vom Herrschen zum Dienen

Vitis vinifera – die Weinrebe – braucht eine Kletterhilfe, weil sie keinen tragenden Stamm hat, Blüten und Früchte hängen gemeinsam an hübschen Trauben. An diesen beiden Signaturen können wir schon die erlösten Aspekte der Bach-Blüte Vine erkennen.

Wesen: Im unerlösten Vine-Zustand werden diese Menschen zu Despoten. Sie herrschen über andere, versuchen, ihre eigenen Vorstellungen mit aller Macht und Kraft durchzudrücken, sie kümmern sich nicht um Befindlichkeiten und Gefühle anderer, sondern „überrennen" sie im Wahresten Sinne des Wortes mit lautem Gebrüll. In ihrem Empfinden handeln sie stets zum Wohle aller Beteiligten, ihre Mitmenschen sehen das allerdings anders. Vine-Menschen sind hervorragende Führungspersönlichkeiten, sie haben überdurchschnittlich viel Power, Engagement, Ehrgeiz, Willen, Disziplin und Tatkraft – alles Eigenschaften, die ihnen zum Vorteil gereichen würden, wäre da nicht auch Machthunger, Rücksichtslosigkeit, Erfolgsdruck und manchmal auch die Angst vor Konkurrenz und Niederlage.

Wirkung: Das Potential der Vine-Menschen liegt im Miteinander, Dienen und Führen und im Erkennen des großen Ganzen. Die Bach-Blüte Vine hilft uns, Ehrgeiz und Engagement gemeinsam mit anderen Menschen zu zeigen. Sie unterstützt uns, aus der Qualität des Despoten eine dienende Führungsqualität zu kreieren.
Wenn wir ein Problem mit dem Entdecken und Einsetzten unseres eigenen Führungspotentials haben, dient die Bach-Blüte Vine, dieses Potential zu entdecken, die eigenen Führungsqualitäten zu erkennen und – zum Wohle aller – einzusetzen.

Einsatz Tier: Ohne die unsägliche Dominanztheorie füttern zu wollen, haben diese Tiere doch die Tendenz eines kleinen Tyrannen. Sie sind streitsüchtig, reagieren auf die kleinste Provokation, ihr Sozialverhalten ist eher wenig ausgeprägt und es wird durchaus mal zugebissen, auch wenn sich das andere Tier bereits unterworfen hat oder es sich um die Hand eines Menschen handelt. Mit Vine lernen die Tiere ein sozialeres Verhalten. Vine alleine reicht allerdings bei diesen Kandidaten meist nicht. Sie brauchen dringend eine gute Beziehung und klare Erziehung. Sie brauchen menschliche Partner, die in ihrem Verhalten konstant und klar sind und ohne Diskussion die Führung übernehmen - und das auf eine berechenbare, möglichst immer gleiche Weise. Der Unterschied zu Vervain ist nicht ganz einfach. Vervain-Tiere sind eher übereifrig und hyperaktiv, Vine- Tiere mehr dominant ohne hyperaktiv zu sein.

Abgrenzung:
Beech fehlt es an Mitgefühl, weil er sich nicht in andere hineinversetzten kann und will, Vine fehlt es an Mitgefühl, weil ihm die Gefühle anderer egal sind.
Impatiens ist innerlich ungeduldig, Vine ist ungeduldig, weil er seine Messlatte an andere anlegt.

Rock Water missachtet seine Bedürfnisse und beutet sich selber aus, Vine erwartet von anderen, dass sie – ebenso hart wie er selber - am seinem (!) gesetzten Ziel mitarbeiten.

Water Violet ist alleine, weil er sich in seinen Elfenbeinturm zurückzieht, Vine ist alleine, weil er „keine Götter neben sich" duldet.

Vervain überstrapaziert sich selber für den guten Zweck und versucht, zu überzeugen, Vine überstrapaziert sich selber, weil er alles am besten kann und versucht gar nicht erst, die anderen zu überzeugen. Er erwartet das gleiche Engagement.

Assoziation: Militäroberst

Walnut – Walnuss

Veränderungen annehmen

Juglans regia – die Walnuss – erinnert mit ihrer Form an ein menschliches Gehirn, das sich gut geschützt in einer stabilen Schale befindet. Hier zeigt sich auch ihre Wirkung als Bach-Blüte: In diesem gesicherten Raum kann Neues entstehen, nötige Veränderungen offenbaren sich und können eingeleitet werden.

Wesen: Egal ob Eintritt in den Kindergarten oder Eheschließung, der längst fällige Wechsel in eine neue Arbeitsstelle, ein dringend nötiger Wohnungswechsel, ein neuer Partner oder der Eintritt in die Rentenphase, immer wieder gibt es Zeiten im Leben, die nach Veränderungen rufen. Und es gibt Zeiten, die in sehr festen Strukturen verankert sind, zwar hat man ein eindeutiges Gefühl, sich „verlaufen" zu haben, dennoch erscheint es kaum möglich, Neues in das Leben einzuladen, oder Änderungen vorzunehmen. Gerade jetzt ist man besonders anfällig für den Einfluss der anderen. Gut gemeinte Ratschläge, skeptische Einwände und die eigene Unentschlossenheit geben das Gefühl von wackligem Boden, gleich einem schaukelnden Floß, das ohne sichtbares Ziel, bereits vom Ufer abgelegt hat. In einem starren Korsett können wir die Fülle des Lebens schwer nehmen, manchmal müssen wir den Schritt ins Unbekannte wagen.

Wirkung: Walnut hilft, unseren inneren Horizont zu erweitern. Wir können uns nötige Veränderungen vorstellen und beginnen, entsprechende

Möglichkeiten einzuladen und Erneuerungen in unserem Leben Raum zu geben. Walnut hilft uns, von überholten Lebensgewohnheiten abzulassen, alte Verhaltensmuster gegen Neue zu ersetzen und uns in unserem Tun und Wollen nicht von anderen beeinflussen zu lassen. Die Bach- Blüte unterstützt, eigene Wege zu finden und gibt die Kraft, gegen Widerstände anzugehen. Walnut ist auch eine passende Blüte für die Integration von Lebensveränderungen wie zum Beispiel der Eintritt in den Kindergarten oder der Schule, ein neuer Job, Scheidung oder Heirat, Umzug etc.. Sie schenkt uns in Umbruchzeiten die nötige Aufgeschlossenheit für Neues, Neugier und innere Stabilität.

Einsatz Tier: Tiere, die Walnut brauchen, haben Schwierigkeiten, Veränderungen in ihrem Leben zu akzeptieren. Das können kleine Änderungen sein wie ein neues Körbchen oder andere Möbel, es können aber auch die großen Veränderungen sein, die mit Walnut leichter werden. Umzug, ein neuer menschlicher Begleiter, oder Geburt und Tod eines Familienmitglieds werden mit Walnut leichter. Bei Heimweh oder zeitweise Unterbringung in einer Tierpension ist die Bach-Blüte eine gute Hilfe. Sie kommt auch zum Einsatz, wenn ein neues tierisches Familienmitglied einzieht. Tiere, die aus dem Tierschutz adoptiert werden, profitieren von dieser Bach-Blüte die Veränderungen mit Aufgeschlossenheit und Neugier anzunehmen (meist zusammen mit Honeysuckle und Star of Bethlehem).

Abgrenzung:
Elm hat das Gefühl, den anstehenden Aufgaben nicht gewachsen zu sein, weil er sich überfordert fühlt, Walnut traut sich nicht, den Veränderungen innerlich zuzustimmen und glaubt deshalb, den Anforderungen nicht gewachsen zu sein.
Honeysuckle fällt es schwer, die Vergangenheit loszulassen, weil er sie schöner als die Gegenwart empfindet, Walnut scheut sich, einen Schritt ins Neue zu machen und geht deshalb zurück ins Alte.
Cerato bewertet andere Meinungen höher und traut seiner eigenen Intuition nicht, Walnut traut seiner Meinung nicht, weil ein Neuanfang ihn verunsichert.
Centaury lässt sich fremdbestimmen, weil er sich nicht abgrenzen kann, Walnut lässt sich in einer neuen Phase im Leben schnell von anderen beeinflussen.
Hornbeam überfordert der Alltag, Walnut überfordert der Gedanke an Veränderungen.

Assoziation: Die Braut, die sich nicht traut

Water Violet – Sumpfwasserfeder

vom Alleinsein in die Gemeinschaft

Bei Hottonia palustris - Sumpfwasserfeder - befinden sich die Stabilität gebenden Blätter unterhalb der Wasseroberfläche. Hier erkennt man bereits die Wirkungsweise dieser zarten, aber stabilen Pflanze.

Wesen: Water Violet-Menschen sind freundliche, ruhige, selbstsichere, unaufdringliche und eigenständige Zeitgenossen, die eher im Hintergrund arbeiten und die Fäden empathisch und achtsam in den Händen halten. Sie ruhen in sich, sind souverän und kümmern sich wenig darum, was andere Menschen von Ihnen denken. Sie mischen sich nicht in die Angelegenheiten anderer ein, was den Eindruck vermittelt, sie wären desinteressiert. Meist sind sie sehr begabt, reden ruhig, lieben ihre innere und äußere Freiheit, sind unabhängig und lassen sich nur ungern in ein Korsett aus Moral, Etikette und Verpflichtungen drängen. Sie sind kopflastig, ein emotionaler Ausdruck fällt ihnen schwer. Im unerlösten Water-Violet-Zustand ziehen sich diese Menschen zurück, distanzieren sich lieber als um Hilfe zu bitten und meiden alle emotionalen „Ausbrüche", was dazu führt, dass sie Auseinandersetzungen aus dem Weg gehen, statt sich ihnen zu stellen. Menschen in diesem Zustand sind tendenziell stolz und reserviert und kapseln sich von Anderen ab. Sie wirken dadurch oft arrogant, ohne es zu sein. Manchmal allerdings „erheben" sie sich auch über andere – vor allem, wenn es ihnen zu viel wird. Das erschwert ihnen dann allerdings ein Zurückkommen in die Gemeinschaft.

Wirkung: Water Violet ist hilfreich bei dem Gefühl von Isolation, innerem Rückzug, unangemessenen Stolz und wenn wir meinen, alles alleine schaffen zu müssen und nicht um Hilfe und Unterstützung bitten können. Water Violet vermittelt uns Demut und Dankbarkeit für andere Menschen in unserem Leben. Wir können gut alleine sein, scheuen aber auch nicht den Kontakt mit anderen. Als ruhiger, stabiler und toleranter Teil gehören wir zu einer Gemeinschaft, können sowohl Rückzug, als auch Vorstoß schätzen und kommen ein wenig aus dem selbstgebauten Schneckenhaus heraus. Die Bach-Blüte Water Violet kann uns auch bei dem Gefühl unterstützen, ausgeschlossen zu sein und nicht dazu zu gehören. Übrigens, wer Angst vor dem Smalltalk bei der unausweichlichen Party hat, findet in Water Violet eine schnelle und wirkungsvolle Unterstützung um den Abend zu überstehen.

Einsatz Tier: Tiere, denen Water Violet dient, sind Einzelgänger, wirken unnahbar und distanzieren sich von Artgenossen, indem sie sich hinter einer Fassade aus Arroganz und Stolz verstecken. Sie wählen vermeintlich freiwillig die Einsamkeit, sind damit auch nicht unglücklich, dennoch fehlt ihnen der Kontakt zu anderen Wesen. Um eigenständig aus der Isolation herauszutreten und sich mit anderen zu verbinden, kann Water Violet hilfreich sein. Diese Tiere würden sich nie herablassen zu betteln, weder nach Futter, noch nach Streicheleinheiten – die sind ihnen sowieso suspekt. Water Violet hilft zu mehr Kontaktfreude und nimmt die Angst vor Ablehnung und Nähe.

Abgrenzung:
Vine ist selbstbewusst und findet, dass er alles am besten weiß, Water Violet ist selbstbewusst aus einer inneren Ruhe und Sicherheit heraus.
Larch ist in sich gekehrt, weil er wenig Selbstbewusstsein hat, Water Violet ist in sich gekehrt, weil er in sich ruht und sich eher in sich zurückzieht.
Mimulus fühlt sich in der Masse unwohl, weil er Angst davor hat, Water Violet fühlt sich unwohl, weil er das Gefühl hat, nicht dazu zu gehören.
Clematis flüchtet sich in Tagträumereien, Honeysuckle flüchtet in die Vergangenheit und Water Violet flüchtet in sein Schneckenhaus, weil er vermeintlich alleine zufrieden ist und die Gemeinschaft ihn anstrengt.
Mustard zieht sich aus einer periodischen depressiven Verstimmung zurück, Water Violet zieht sich innerlich zurück.
Beech isoliert sich, weil er andere auf Grund ihrer Unzulänglichkeiten nicht aushält, Water Violet isoliert sich, weil er zufrieden mit sich alleine ist.

Assoziation: Wasserfeder – gut verwurzelt unterhalb der Oberfläche, alles Sichtbare ist sehr zart und unnahbar

White Chestnut – Weiße Kastanie

vom Kopfkarussell zur Stille

Aesculus hippocastanum – die Rosskastanie – hat weiße Blüten, die bei genauerem Ansehen auch eine rosa Zeichnung haben. In der nötigen konzentrierten Betrachtung der Einzelheiten finden wir einen Teil der Wirkung als Bach-Blüte. Auch die feste Verankerung mit der Erde kann auf die Wirkungsweise hindeuten.

Wesen: Wenn sich immer wieder dieselben Gedanken im Kopf drehen, bereits vergangene Gespräche gedanklich wiederholt oder umgeschrieben, zu führende Gespräche zigmal im Geiste wiederholt werden, dann befindet man sich in der Energie des unerlösten White Chestnut-Zustands. Die Gedanken kreisen und springen, man fühlt sich zwanghaft von ihnen beherrscht und es gibt keine Ruhe im Kopf. Zwangsgedanken und nicht-abschalten-können, zum Beispiel während einer intensiven Lernphase oder bei der Bewältigung einer großen Aufgabe, gehören ebenfalls in das Repertoire dieser Bach-Blüte.

Wirkung: White Chestnut ist die Bach-Blüte der Konzentrationsfähigkeit, Hingabe und Klarheit. Sie unterstützt, wieder bei uns und unserer Kraft anzukommen und, ähnlich wie die Kastanie am Wegesrand, dabei im übertragenen Sinne stabil zu stehen. Sie unterstützt uns, unsere Gedanken nicht wie ein Fähnchen in den Wind zu hängen um es mal hier und mal dorthin flattern zu lassen. White Chestnut unterbricht das Kopfkarussell, das ständig um das selber Problem kreist, uns nicht schlafen lässt, in unserer Konzentration stört, uns immer wieder dieselben Dialoge mit unserem Chef oder Partner führen lässt, ohne jemals zur Lösung zu gelangen. Wenn wir uns als Opfer unserer Kopflastigkeit fühlen, zu Kopfweh auf Grund „Kopf-zerbrechen" neigen und weder lösungs- noch zielorientiert sind, ist White Chestnut die Bach-Blüte, die uns helfen kann, gedanklich zur Ruhe und Klarheit zu kommen, zu entspannen, zu schlafen und uns konzentriert und lösungsorientiert unserem Ziel zu nähern.

Einsatz Tier: Tiere, denen White Chestnut helfen kann, sind unkonzentriert und können schlecht entspannen. Sie sind geistig oft wie abwesend und werden sie angesprochen, hat man das Gefühl, sie sind aus den Tiefen des Ozeans wieder aufgetaucht. Manchmal bekommen sie auch gar nicht mit, dass sie gemeint sind, so sehr sind sie versunken. Oft neigen diese Tiere zu Stereotypen wie Kratzen oder Lecken. Es ist dann, als wären sie in Trance.

Abgrenzung:
Clematis flieht freiwillig in die eigene Gedankenwelt, weil er die Realität nicht ertragen kann, White Chestnut ist ständig in seinen Gedanken, weil er sich nicht lösen kann, würde aber liebend gerne daraus entfliehen.
Scleranthus kann keine Entscheidung fällen, weil er innerlich hin- und hergerissen ist, *Cerato* kommt zu keiner Entscheidung, weil er seiner Intuition nicht traut, White Chestnut fällt es schwer, eine Entscheidung zu treffen, weil sich die Gedanken immer um den gleichen Punkt drehen.
Rock Water neigt zu Schlafstörungen, weil Schlafen für ihn nicht wichtig

ist, die Selbstdisziplin hält ihn ab, White Chestnut kann nicht schlafen, weil stets die gleichen Gedanken durch seinen Kopf kreisen.

Honeysuckle hängt mit den Gedanken in der, vermeintlich besseren, Vergangenheit fest, White Chestnut kann sich einfach nicht lösen.

Chestnut Bud wiederholt seine Fehler, weil er sich nicht die Zeit nimmt, sie aufzuarbeiten, White Chestnut wiederholt in Gedanken seine gemachten Fehler und kommt nicht aus dem Gedankenkarusell heraus.

Assoziation: Schallplatte mit Sprung

Wild Oat – Waldtrespe

vom Beruf zur Berufung

Die Wald-Trespe - Bromus ramosus – nennt man auch Hafergras, womit man sich schon ihr Aussehen vorstellen kann. Sie wiegt sich im Wind, mal hierhin, mal dorthin, ist aber widerstandsfähig trotz ihrer dünnen Halme und zeigt damit bereits einen Teil ihrer Wirkung in ihrer Signatur.

Wesen: Im negativen Wild Oat Zustand suchen Menschen ihren Platz im Leben und sind unsicher über ihren Lebensweg. Es mangelt an einem klaren Ja zum eigenen Leben und Beruf, und der Befähigung, ihre Kraft zielgerichtet einzusetzen. Groß ist die Angst, das eigentliche Ziel, die Berufung, zu verpassen. Zurück bleiben Leere und die Suche nach Erfüllung. Es fällt Wild Oat-Menschen schwer, auf etwas Bestehendem aufzubauen. Stattdessen kreieren sie ständig neu, nur um nach kurzer Zeit zu einer vermeintlich noch interessanteren, noch mehr ihren Fähigkeiten entsprechenden Tätigkeit zu flüchten. Diese Menschen sind flexibel und kreativ, fähig und ehrgeizig, oft mit mehreren Ausbildungen und Berufen. Sie bevorzugen ein unkonventionelles Leben mit möglichst viel Freiraum und fühlen sich häufig nicht ganz dazugehörig. Sie sind aber auch unzufrieden mit ihrer Situation, es fehlen Ziele und Klarheit und so schleicht sich schnell Langeweile und Unsicherheit über den eigenen Lebensweg ein. In dem Dilemma vergessen sie, dass sich „das Ziel" oft erst in der Tiefe einer Tätigkeit finden lässt. Manchmal braucht es Zeit, bis erkannt wird, dass die Befriedigung vielleicht nicht daraus resultiert, WAS sie machen, sondern WIE sie es machen.

Wirkung: Wild Oat unterstützt, innerlich ruhiger und zentrierter zu werden, ganz auf unsere Intuition, Fähigkeiten und Individualität zu vertrauen und uns ihr hinzugeben, um unsere Lebensaufgabe zu finden und zu meistern. Die Bach-Blüte hilft, aus der Vielseitigkeit in die Tiefe zu kommen, ohne das Gefühl zu haben, das Wesentliche zu verpassen. Auch wenn unser „Job-hopping" ein Ende findet, wird es möglich, eine außergewöhnliche Lebensform zu entwickeln, die zusätzlich gut verwurzelt ist. Wild Oat hilft, sowohl an die innere Führung zu glauben, als auch Visionen zu leben und trotzdem auf die leise Stimme der Seele zu hören.

Einsatz Tier: Das Wild-Oat-Tier ist unausgeglichen, launisch und unkonzentriert. Es begreift schnell und langweilt sich bei Wiederholungen und ist nicht besonders ausdauernd. Diese Tiere finden alles interessant, genauso schnell verlieren sie aber auch das Interesse und wenden sich neuen Dingen zu. Sie brauchen ständig Abwechslung, egal ob beim Futter, im Spiel oder bei ihren täglichen Freigängen. Aus Langeweile nagen sie schon mal die Möbel an oder verletzen sich selbst. Grundsätzlich sind diese Tiere eher Einzelgänger. Wild Oat bringt mehr Ausdauer und Konzentration, dennoch sollten die Halter dieser Tiere immer im Hinterkopf behalten, dass ihr Tier Abwechslung und Herausforderungen liebt und braucht, um glücklich und zufrieden zu sein.

Abgrenzung:
Scleranthus kann sich nicht entscheiden und ist unsicher über seine Entscheidungen, weil er innerlich zwischen zwei Möglichkeiten hin- und hergerissen ist, Wild Oat kann sich nicht entscheiden, weil er aus der Fülle der Möglichkeiten sein Ziel nicht erkennt.
Vine ist ehrgeizig aus Egoismus, Wild Oat ist ehrgeizig, weil er etwas Besonderes sein möchte.
Water Violet ist unkonventionell, weil er macht, was er für richtig hält und sich nicht um die Meinung anderer kümmert, Wild Oat ist unkonventionell, weil er anders sein möchte als andere.
Cerato traut seiner Intuition nicht, Wild Oat weiß nicht was er will und „hört" seine Intuition nicht.
Chestnut Bud hängt fest im Leben, weil er seine Erfahrungen nicht verarbeitet, Wild Oat hängt fest, weil er seine Ziele nicht kennt, sich schnell langweilt und ständig nach Neuem Ausschau hält.
Wild Rose fühlt sich gelangweilt, weil er ein Mangel an Lebensfreude hat, Wild Oat ist schnell gelangweilt, weil er ständig neue Impulse braucht.

Assoziation: Zielscheibe

Wild Rose – Heckenrose

von Apathie zu Lebensfreude

Die Wurzeln der Rosa canina –Heckenrose, oder auch Hundsrose – sind fest in der Erde verankert. Sie ist eine der ersten Frühjahrsblüher und strahlt mit Optimismus, Freude und sinnlichen Duft. Die Hundsrose hat eine geballte Ladung Energie, Kraft, Freude und Standfestigkeit. Hier zeigen sich bereits Einsatzgebiete der Bach-Blüte Wild Rose.

Wesen: Wild Rose ist die Bach-Blüte der Wahl, wenn das Ja zum Leben fehlt, die Lebensfreude „Urlaub" macht. Apathie und Resignation zeichnen das Leben der Menschen aus, es mangelt an Interesse, Lebenslust, Flexibilität, Ehrgeiz und dem Willen, das Leben in die eigenen Hände zu nehmen. Antriebsschwäche, Trägheit, chronische Langeweile und innere Leere nehmen Besitz von den Menschen. Sie fügen sich in ihre missliche Lage, ohne die Kraft, etwas zu verändern. Sie sind durchaus zufrieden, wie es ist, klagen nicht und sind weder glücklich, noch unglücklich, nur apathisch und ohne jede Energie. Innerlich haben sie aufgegeben und fügen sich in das Schicksal.
Wild Rose offenbart sich nicht immer in dieser Deutlichkeit – manchmal wird die Apathie durch Aktivität im Außen verdeckt, im Inneren herrscht jedoch gefühlte Leere und Sinnlosigkeit.

Wirkung: Zeiten der Apathie, Teilnahmslosigkeit, dem Gefühl von Unlebendigkeit und Kummer sind auch immer Zeiten, in denen wir die größten Chancen haben, innerlich zu wachsen und uns (neu) auszurichten. Sie sind uns dienlich, auch, oder gerade weil, sie uns und/oder unsere Lebenssituation in Frage stellen.
Wenn diese Zeiten aber nicht aufhören, es ein stumpfes, gefühlloses „Abfinden mit der Situation" gibt, wir nur noch in Apathie und Gleichgültigkeit versunken sind, oder wenn wir uns in Vergangenem (Honeysuckle) vergraben und einfach den Anschluss an die Lebensfreude nicht mehr finden, kann uns Wild Rose helfen, wieder zurück ins Leben zu kehren. Wild Rose hilft uns, die Geschenke des Lebens wieder sehen und nehmen zu können, die Bach-Blüte nimmt uns die Angst vor dem Leben, hilft, das Zepter unseres Lebens wieder in die Hand zu nehmen und nötige Veränderungen vorzunehmen. So zieht wieder Lebensmut und Lebenslust in unser Leben. Bei einem andauernden Wild Rose Zustand unbedingt einen Therapeuten aufsuchen.

Einsatz Tier: Wild Rose wird benötigt, wenn das Tier völlig interessenlos ist und apathisch auf der Decke liegt. Weder Futter noch Spiel vermag zu motivieren. Wild Rose ist eine Bach-Blüte, die eingesetzt wird, um zu erkennen, ob das Tier noch einen Lebenswillen hat. Nach Einnahme der Blüte sollte relativ schnell ein Aufflackern der Lebensgeister zu erkennen sein. Das Tier beginnt wieder, am Leben teilzunehmen. Sollte dieser Effekt ausbleiben könnte es sein, dass das Tier seinen Körper verlassen möchte. Haben wir eine Herzensverbindung zu unserem Tier, können wir die Lösung oftmals spüren. Auch Tierkommunikatoren geben bei dieser Frage eine gute Hilfestellung und Unterstützung.

Abgrenzung:
Mustard hat vorübergehend das Gefühl von depressiver Hoffnungslosigkeit, i.d.R. grundlos, **Gorse** hängt in diesem Gefühl fest, würde aber ein letztes Mal versuchen, etwas dagegen zu unternehmen, **Sweet Chestnut** hat alles versucht und sieht keinen Ausweg, Wild Rose findet sich ohne eigene Lösungsversuche apathisch mit dem Zustand der Hoffnungslosigkeit ab.
Centaury wirkt willensschwach, weil er sich nicht abgrenzen kann, **Walnut** wirkt willensschwach, weil er sich von dominanteren Personen hineinreden lässt, Wild Rose wirkt willensschwach, weil seine Lebenskraft geschwächt ist.
Star of Bethlehem wirkt teilnahmslos auf Grund eines noch nicht verarbeiteten Traumas, Wild Rose wirkt so, weil er „lebensmüde" ist und aufgegeben hat.
Wild Oat fehlt das Ziel, weil er nicht Ja zu etwas sagen kann, Wild Rose fehlt das Ziel, weil er zu apathisch und teilnahmslos ist.
Wild Oat fehlt das Ja zum Beruf, Wild Rose fehlt das Ja zum Leben.

Assoziation: apathisch Trauernder

Willow – Weide

vom Opfer in die Selbstverantwortung

Salix vitellina - Gelbe Weide - ist ein sehr biegsamer und „geschmeidiger" Baum mit dennoch sehr stabilen und kraftvollen Wurzeln. Ein abgeschnittener Ast treibt in Verbindung mit Erde und Wasser sofort wieder aus, es entsteht ein neuer Baum. In dieser kraftvollen Energie finden wir eine Qualität der Bach-Blüte Willow.

Wesen: Das Thema der Bach-Blüte Willow ist das Opferdasein. Willow-Menschen haben das Gefühl, dass Ihnen Unrecht zuteil wird, weil sie so viel Unglück und Dramen nicht verdient haben. Verbittert halten sie ihr Leben aus, fühlen sich den Umständen und Menschen machtlos ausgeliefert, nörgeln und klagen allerdings meist nicht. Sie fühlen sich zu kurz gekommen, empfinden sich als Opfer und sehen die Schuld für ihre Situation immer bei anderen oder dem Schicksal. Sie neigen zu einem Konkurrenzdenken, vergleichen sich mit anderen, fühlen Neid und Missgunst, neigen zu einer negativen Grundeinstellung und ziehen sich innerlich zurück. Das fördert sowohl ihre Unzufriedenheit, als auch ihre Opfergedanken.

Wirkung: Die Bach-Blüte Willow hilft, Eigenverantwortung zu übernehmen, dem Leben Positives abzugewinnen, die eigenen Fehler zu erkennen, die eigenen Schwächen zu akzeptieren und sich nicht als Opfer, sondern als Mitgestalter des eigenen Lebens zu erleben. Willow unterstützt uns, zu vergeben, konstruktive Gedanken zu fassen, uns mit dem Leben und dem Schicksal zu versöhnen und jeden Tag aufs Neue mit eigenen Entscheidungen unser Leben in die Hand zu nehmen. Sie löst die Angst vor der Eigenverantwortung.

Einsatz Tier: Tiere, die Willow brauchen, neigen dazu, verbittert, schlecht gelaunt, unzufrieden, misstrauisch und frustriert zu sein. Sie sind tendenziell nachtragend, vor allem, wenn sie sich schlecht behandelt fühlen, oder zu Unrecht getadelt wurden. Immer haben sie das Gefühl, benachteiligt zu werden. Artgenossen empfinden sie als überflüssig und grummeln viel vor sich hin. Willow hilft den Tieren, etwas optimistischer zu sein, auch das Gute im Leben zu sehen und die gemeinsame Zeit mit ihren Menschen und/oder Tieren mehr zu genießen.

Abgrenzung:
Sweet Chestnut empfindet seine Situation als ausweglos und findet, er hat alles versucht. Willow empfindet seine Situation als ausweglos, weil er andere für sein Schicksal verantwortlich macht und sich nicht als Herr seines Lebens empfindet.
Pine macht sich selber Schuldgefühle, bei Willow sind immer die anderen an der eigenen Situation schuld.
Holly nimmt aus Frustration, Wut und Aggression Rache, Willow rächt sich, weil er sich schlecht behandelt und unschuldig an der Situation fühlt.

Holly ist neidisch, weil sein Gefühlsleben von starken Emotionen geprägt ist, Willow ist neidisch, weil er andere für seinen Zustand verantwortlich macht.

Water Violet isoliert sich, weil er mit sich zufrieden ist und keine anderen Menschen „braucht", Willow ist isoliert, weil er eine Mauer aus Negativität um sich aufgebaut hat, die andere Menschen abhält.

Star of Bethlehem fühlt sich machtlos, weil er in einem Trauma festhängt, Willow fühlt sich machtlos, weil das Schicksal es nicht gut mit ihm meint.

Assoziation: Trauerweide

Symptomregister

abgeschlagen		Olive
Abgrenzung	Schwierigkeiten bei	Centaury
Abschied	Hilfe bei	Honeysuckle
Abwechslung	sucht ständig	Wild Oat
	weil er sich nicht entscheiden kann	Scleranthus
Abwesenheit	geistige	White Chestnut
	"flieht" in Gedankenwelt	Clematis
Aggression	aus mangelnder Toleranz	Beech
	hat schnell Bereitschaft zu	Holly
	aus Übereifer	Vervain
	aus Dominanzgebaren	Vine
Alltag	überfordert von	Hornbeam
Alpträume	mit Panik	Rock Rose
	Angst vor Alpträumen	Mimulus
	nach Trauma	Star of Bethlehem
	aus Angst	Aspen
	mit unkontrollierten Reaktionen	Cherry Plum
Altruismus		Vervain
Anerkennung	erwarten	Chicory
	leiden unter fehlender	Heather
Angst	vor konkreten Dingen	Mimulus
	diffus	Aspen
	panisch und hysterisch	Rock Rose
	Todesangst	Rock Rose
	um andere / Familienmitglieder	Red Chestnut
	vor Kontrollverlust	Cherry Plum

	vor unüberlegten Handlungen	Cherry Plum
	vor Misserfolg	Larch
	vor Ablehnung	Larch
	vor anderen Menschen	Beech
	vor zuviel Nähe	Water Violet
	vor Enttäuschung	Willow
	vor Abhängigkeit	Cerato
	seine Gefühle zu zeigen	Agrimony
	vor Fehlentscheidung (mangelnde Intuition)	Cerato
	vor Fehlentscheidung (zwischen zwei Varianten)	Scleranthus
	bei Schock	Star of Bethlehem / Rescue
	vor intensiven Gefühlen	Cherry Plum
	vor Abweisung	Mimulus
	vor Konkurrenz / Niederlage	Vine
	aus mangelnden Boden unter den Füßen fehlt	Aspen
	Angstbeißer	Aspen
Anhänglichkeit	aus Angst um andere	Red Chestnut
	durch schlechte Abgrenzung	Centaury
Anspannung	innere	Cherry Plum
antriebslos	wegen Erschöpfung	Olive
	auf Grund von Resignation	Wild Rose
	wegen einer depressiven Verstimmung	Mustard
	weil die Vergangenheit festhält	Honeysuckle
	weil gedanklich Lufschlösser gebaut werden	Clematis
	weil uns ein Projekt über den Kopf wächst	Elm
	weil unser Alltag uns langweilt	Hornbeam

Apathie		Wild Rose
	träumt sich weg	Clematis
	mit Hoffnungslosigkeit (Arzt)	Gorse
	mit Depressionene ohne erkennbaren Grund (Arzt)	Mustard
	durch Trauma	Star of Bethlehem
Appetit	mangelnder, nach Trauma	Star of Bethlehem
	mangelnder, bei Veränderungen	Walnut
	wechselhafter	Scleranthus
	zu viel, aus Langeweile	Hornbeam
Arbeitseifer	übertriebener	Rock Water
	überfordert sich selbst	Oak
Arroganz		Beech
aufgeben	sich	Gorse
Aufmerksamkeit	braucht viel	Chicory
	egozentrisch	Heather
Aufopferung	neigen zur	Chicory
	mangelnde, weil unentschieden	Scleranthus
	mangelnde, weil ziellos	Wild Oat
	mangelnde, weil wir uns nicht trauen	Cerato
	mangelnde, weil wir uns nichts zutrauen	Larch
Auseinandersetzung	scheuen	Mimulus
	suchen, aus Egoismus	Vine
	suchen, aus Neid, Hass, Rache	Holly
Ausgeglichenheit	mangelnde	Scleranthus
Ausweglosigkeit		Sweet Chestnut
Authenzitität	mangelnde	Agrimony

Automatismen	aufgeben bei zu viel Lange-weile	Hornbeam
	zwanghaft	White Chestnut
Balljunkie		Vervain
bedürftiges Kind	wie ein	Heather
bedürftige Mutter	wie eine	Chicory
Beeinflussbarkeit		Cerato
	in seinen Entscheidungen	Walnut
	kann nicht Nein sagen aus mangelnder Abgrenzung	Centaury
Bellen	für mehr Aufmerksamkeit	Heather
	aus Angst	siehe Angst
	aus übertriebener Wach-samkeit	Red Chestnut
	beim Alleinsein	Chicory
Beschützerinstinkt	übertriebener	Red Chestnut
Berufung	fehlt	Wild Oat
Besserwisser		Chicory
Beziehung	symbiotisch	Centaury
Chefallüren	mit aggressiven Tendenzen	Vine
	mit Übereifer	Vervain
	aufspielen zum	Beech
chronische Erkrankung		Gorse
Dankbarkeit	erwarten	Chicory
delegieren	unfähig, aus Ungeduld	Impatiens
	unfähig, weil man alles selbst am besten kann	Vine
	unfähig, aus mangelnder Abgrenzung	Centaury
Depression (Arzt)		Mustard
	bei Erschöpfung	Olive
	bei Apathie	Wild Rose
	bei Angst vor dem Durch-drehen	Cherry Plum

	aus mangelndem Selbstwert	Larch
	bei völligem Rückzug	Water Violet
	wenn wir uns alleine und ungeliebt fühlen	Heather
	wenn wir nicht wissen, wie es weiter gehen soll	Wild Oat
	mit innerem Rückzug und Hoffnungslosigkeit	Gorse
	ohne Grund	Mustard
	wegen schwerer Vergangenheit	Honeysuckle
	mit akuter Verzweiflung	Sweet Chestnut
	weil Lebenslust fehlt	Wild Rose
	aus Überforderung	Elm
	aus Langeweile	Hornbeam
	durch Veränderung	Walnut
	durch Trauma	Star of Bethlehem
Despot		Vine
Detailkrämerei		Crab Apple
Distanz	zu einer Begebenheit (Trauma) fehlt	Rock Rose
	hält sich andere auf Distanz	Water Violet
	zu einer Person fehlt	Centaury
Distanzlosigkeit	anderen gegenüber	Heather
Disziplin	zu viel	Rock Water
	zu wenig	Clematis
	verlangt von allen	Vine
Diva		Chicory
Dogmatismus	für die gute Sache	Vervain
	aus Unflexibilität	Vine
Dominanz		Vine
Drogenmissbrauch	Arzt / Therapeut	Clematis
Dünnhäutigkeit	und ängstlich	Aspen
	mit Tendenz zum Überschießen	Cherry Plum

Durchhalten	kann nicht mehr	Gorse
	um jeden Preis	Oak
Durchhaltever-mögen	gering	Gentian
Egoismus	beim Gefühl, zu kurz zu kommen	Willow
	versteckter	Chicory
	unter dem Mantel der guten Sache	Vervain
	unbarmherziger	Vine
	zu wenig	Larch
	spielt sich in den Mittel-punkt	Heather
	mit Machtanspruch	Vine
	mit Kontrollanspruch	Chicory
egozentrisch	wie ein Kleinkind	Heather
	wie eine Diva	Chicory
Ehrgeiz	mangelnder	Wild Rose
	bei Chefallüren, um jeden Preis	Vine
	wenn es um eine gute Sache geht	Verain
	wenn wir nicht aufhören können	Oak
	wenn wir es anderen be-weisen müssen	Larch
	aus Anerkennungsdrang	Heather
	aus Perfektionismus	Rock Water
	Einzelkämpfer im Team	Impatiens
	aus Neid	Holly
	mangelnder Glaube an Erfolg	Larch
	mangelnder Ehrgeiz, Traumtänzer	Clematis
	zu ehrgeizig bei allem	Wild Oat

Eifersucht	mit aggressiven Zügen	Holly
	mit Opfergefühlen und Verbitterung	Willow
	wenn wir alles für die Aufmerksamkeit des anderen tun	Chicory
	aus mangelndem Selbstvertrauen	Larch
	wenn wir immer wieder mit diesem Thema konfrontiert werden	Chestnut Bud
	wenn wir unsere Gefühle leugnen	Agrimony
	nach schlechten Erfahrungen	Honeysuckle
	bei einem unverarbeiteten Trauma	Star of Bethlehem
Eigenliebe	entwickeln gesunder	Heather
Eigeninitiative	gering	Cerato
	zu viel	Water Violet
Eigenverantwortung		Chestnut Bud
	hilft zu übernehmen	Willow
	gering, durch mangelndes Selbstbewusstsein	Larch
Einfühlungsvermögen	fehlt	Heather
	zu viel aus mangelnder Abgrenzung	Centaury
Einsamkeit	Rückzug in das Schneckenhaus	Water Violet
	bei depressiver Verstimmung	Mustard
	"früher war alles besser"	Honeysuckle
	wenn wir so tun, als ob es uns gut ginge	Agrimony
	wenn wir uns keine Zeit für Freundschaften nehmen	Rock Water

	wenn wir uns nicht trauen, auf andere zuzugehen	Larch
	wenn wir uns einer Freundschaft unwürdig fühlen	Pine
	wenn wir nicht den ersten Schritt machen wollen	Heather
	wenn wir aus Erschöpfung unsere Freunde vernachlässigen	Olive
Einzelgänger		Water Violet
Einzug weiteres Tier		Walnut
Ekel	vor Schmutz, Körpern	Crab Apple
Empathie	fehlt	Heather
	bei innerem Rückzug	Water Violet
	bei mangelnder Verbindung zum Materiellen	Wild Rose
	bei Sorge um das Seelenheil – aber weniger um den Körper	Rock Water
	zu viel	Aspen
	zu viel mangels Abgrenzung	Centaury
Enttäuschung	wenn wir uns als Opfer fühlen	Willow
	beim Gefühl, alles getan zu haben und keinen Dank zu erhalten	Chicory
	wiederholter Misserfolg	Gentian
Energie	ernährt sich von anderen	Heather
energielos	siehe *antriebslos*	
Entsagung	Tendenz zur	Rock Water
Entscheidungsschwäche	zwischen zwei Möglichkeiten	Scleranthus
	traut dem eigenen Gefühl nicht	Cerato
	lässt sich zu sehr beeinflussen	Walnut

Entscheidungs-kraft	stärken	Cerato
	vorschnell	Impatiens
Entschuldigung	bittet ständig um	Pine
Entspannung	kann schlecht	White Chestnut
	fehlt	Impatiens
Erdung, mangelnde	bei wegdriften in Tagträume	Clematis
	bei wegdriften in die Vergangenheit	Honeysuckle
Erkrankung	hat immer die gleiche	Chestnut Bud
Erschöpfung	von Körper, Geist und Seele	Olive
	ein Projekt betreffend	Elm
	vom Alltag	Hornbeam
	aus Pflichtgefühl Verzicht auf Pausen	Oak
	weil alles, außer das Projekt, zurückstecken muss	Vervain
	depressiv vor lauter	Mustard
	wegen der Erwartungen anderer	Centaury
	bei stetem Wiederholen des Fehlers	Chestnut Bud
	aus Überforderung	Oak
Erstarrung	innere	Rock Water
Fanatismus		Vervain
Fassade	verstecken hinter	Agrimony
Fehler	wiederholen, nicht daraus lernen	Chestnut Bud
Feinfühligkeit	siehe *Empathie*	
Flexibilität	unterstützt	Rock Water
Fluchttendenz	innere	Clematis
Fremdbestim-mung	Gefühl von	Heather
Freudlosigkeit		Gorse

Frühjahrsmüdig-keit	siehe *Erschöpfung*	
Frustration		Willow
Fürsorge	übermäßige	Red Chestnut
	weil Dank erwartet wird	Chicory
Futterverweige-rung	als Rache	Holly
	nach Trauma	Star of Bethlehem
	nach schlechter Erfahrung	Honeysuckle
	aus Angst	Mimulus
	durch Veränderung	Walnut
Gedankenkreisen		White Chestnut
Geduld	fehlt, siehe *Ungeduld*	
Gefühl	dazu stehen	Agrimony
	nicht zu genügen	Larch
	es nicht wert zu sein	Pine
	Angst vor dem eigenen	Cherry Plum
Gefühlschaos	mit Angst, es nicht auszu-halten	Cherry Plum
Gegenwart	ankommen in der	Honeysuckle
gelähmt	fühlt sich wie	Wild Rose
Gelassenheit	mehr	Oak
Gemeinschaft	hilft einzufügen	Holly
genervt	schnell	Impatiens
Gereiztheit	weil alles zu langsam geht	Impatiens
	mit niedriger Toleranz-schwelle	Holly
	mit mangelndem Mitgefühl	Beech
	mit Dominanzgebaren	Vine
Gewissen	schlechtes	Pine
Gleichgültigkeit		Wild Rose
Gradlinigkeit	fehlt	Scleranthus
Grenzen	setzen	Centaury
	kennt keine aus Dominanz-gebaren	Vine

	achtet nicht die eigenen	Rock Water
	kennt keine aus Altruismus	Vervain
	kann nicht aufhören	Oak
Gutmütigkeit	übermäßige	Centaury
harmoniebe-dürftig		Centaury
Hass		Holly
Haustyrann		Vine
Hautunreinheiten		Crab Apple
Heimweh		Honeysuckle
Helikoptereltern		Red Chestnut
Hilfsbereitschaft	übermäßig	Centaury
	unaufgefordert	Chicory
Hingabefähigkeit	mangelnde	Heather
Hiobsbotschaften	verarbeiten	Rock Rose / Rescue
Hoffnungslosig-keit	akut	Sweet Chestnut
	chronisch	Gorse
	durch Stress	Elm
	mit Verzweiflung	Sweet Chestnut
	durch Erschöpfung	Olive
Horizont	erweitern	Walnut
Hyperaktivität		Impatiens
Hypersensibilität		Aspen
	Angst vor eigener	Cherry Plum
	mit schlechter Abgrenzung	Centaury
Hysterie	mit Panik	Rock Rose
	mit Wut	Cherry Plum
Idealist	übereifrig	Vervain
Impulskontrolle	zu gering	Impatiens
	mit Aggressionen	Vine
Infektanfälligkeit		Hornbeam
Interessen	eigene vertreten	Agrimony

Interessenlosigkeit		Chestnut Bud
	aus Kummer	Wild Rose
	grundlos	Mustard
	im Alltag	Clematis
introvertiert		Clematis
Intoleranz		Beech
	aus Besserwisserei	Vine
	weil andere zu langsam sind	Impatiens
Intuition	vertrauen auf	Cerato
Isolation	freiwillig	Water Violet
	aus Arroganz	Beech
	fühlt sich isoliert	Mustard
Jetzt	im Jetzt sein	Clematis
Job-Hopping		Wild Oat
Kettenhaltung	kommt aus	Clematis
	mit Trauma	Star of Bethlehem
	kann nicht verwinden	Honeysuckle
Kindergarten	Beginn erleichtern (Eltern & Kind)	Walnut
Klarheit	mangelnde	Wild Oat
	mit Entscheidungsschwäche	Scleranthus
	weil der Intuition nicht getraut wird	Cerato
Kompromiss-bereitschaft	fehlt	Vine
konfliktscheu	aus vermeintlicher Inkompetenz	Larch
	mit mangelnder Abgrenzung	Centaury
	gute Miene zum Spiel	Agrimony
	traut sich nicht	Cerato
Kontaktfähigkeit		Water Vioet
	fehlt, Angst vor Ablehnung	Larch
	fehlt, aus Intoleranz	Beech
	fehlt, schlechte Erfahrungen	Honeysuckle

Konsumrausch	neigt zu	Clematis
Konzentrations-störung		Chestnut Bud
	macht immer die gleichen Fehler	Chestnut Bud
	aus Unruhe	Impatiens
	unproduktives Gedanken-kreisen	White Chestnut
	leichte Ablenkbarkeit	Agrimony
	aus Überforderung	Elm
	durch Luftschlösserbauen	Clematis
	Tendenz zum Klassenclown	Heather
	aus Lustlosigkeit und Apathie	Wild Rose
	Gedanken springen	Scleranthus
	aus Erschöpfung	Olive
Kraft	überschätzen der eigenen	Pine
	zu wenig aus Erschöpfung	Olive
	einteilen der eigenen	Oak
Kratzen	häufig	Crab Apple
Kreativität	wieder entdecken der	Hornbeam
Kritik	kritisiert andere	Beech
	kritsiert sich selbst	Larch
	verurteilt sich übermäßig	Rock Water
Kummer	nach Trauma	Star of Bethlehem
	mit Resignation	Gentian
Langeweile	vom Alltag	Hornbeam
	langweilt sich schnell	Wild Oat
Langsamkeit	durch Motivationsmangel	Hornbeam
	durch Erschöpfung	Olive
	durch depressive Verstim-mung	Mustard
	durch unklare Prioritäten	Wild Oat
	weil alles egal ist	Wild Oat
	empfindet andere als zu langsam	Impatiens

Launenhaftigkeit	schneller Stimmungs-wechsel	Scleranthus
	grundlos	Mustard
	schlecht gelaunt	Holly
	unausgeglichen	Wild Oat
Lebendigkeit	mangelnde	Rock Water
	innerlich kapituliert	Wild Rose
Lebensdramen	verarbeiten von	Gentian
	mit Trauma	Star of Bethlehem
	mit Verzweiflung	Sweet Chestnut
	aus der Vergangenheit	Honeysuckle
	Gefühl von Opfer	Willow
Lebensfreude	fehlt	Wild Rose
	depressive Verstimmung ohne Grund	Mustard
	wenn wir sie uns selbst verwehren	Rock Water
	wenn wir bedürftig an der Lebensader der anderen hängen	Heather
	fehlt mit innerem Rückzug	Water Violet
	wenn wir uns selbst die Pausen im Leben versagen	Oak
Lebensgewohn-heiten	ändern	Walnut
Lebenslust	mangelnde	Wild Rose
Lebenswillen	fehlt	Wild Rose
Lecken	häufig	Crab Apple
Leistungsdruck	setzt sich unter	Pine
lethargisch		Hornbeam
lieben	lernen bedingungslos zu	Chicory
loslassen	wenn wir gedanklich noch in der Vergangenheit ver-harren	Honeysuckle
	wenn wir Veränderung scheuen	Walnut

	bei Angst vor dem Loslassen	Mimulus
	bei einem fehlenden Ziel	Wild Oat
lustlos		Olive
Machthunger		Vine
machtlos	fühlt sich	Willow
Mangel	Leben im	Gentian
Manipulation	neigt zu	Chicory
Medialität	sehr hohe	Aspen
melancholisch	durch Schicksalsschlag	Willow
	durch Trauma	Star of Bethlehem
	bei Erinnerungen	Honeysuckle
	mit depressiven Verstimmungen	Mustard
Minderwertigkeitsgefühle		Larch
	wegen Schuldgefühlen	Pine
	mit Einsamkeit	Water Violet
	steht nicht dazu	Agrimony
Missgunst		Holly
	Gefühl, zu kurz zu kommen	Willow
Misshandlungen	nach, mit Verzweiflung	Sweet Chestnut
	nach, träumt sich weg	Clematis
	nach, mit großer Hoffnungslosigkeit	Gorse
missionarisch		Vervain
Misstrauen		Holly
	seiner Intuition	Cerato
	aus schlechten Erfahrungen	Honeysuckle
	aus traumatischen Erfahrungen	Star of Bethlehem
	aus Pessimismus	Gentian
	fühlt sich schlecht behandelt	Willow
Mitgefühl	fehlt, aus mangelnder Toleranz	Beech

	fehlt allgemein	Vine
	übermäßig	Red Chestnut
Mitleid	fehlt	Vine
	übertrieben	Red Chestnut
mitteilsam	übermäßig	Heather
Mittelpunkt	drängt in den, Diva	Chicory
	drängt in den M. aus Aufmerksamkeitsdefizit	Heather
Müdigkeit	aus Erschöpfung	Olive
	grundlos	Mustard
	vom Alltag	Hornbeam
	weil man sich allgemein zu viel abverlangt	Rock Water
	weil man von sich für das Projekt alles fordert	Vervain
	aus Stress, zeitweise	Elm
	mit Apathie	Wild Rose
	weil man sich wegträumt	Clematis
Mutlosigkeit	wenn wir uns mit der Situation abfinden und nicht mehr an Änderung glauben	Gorse
	bei Angst vor der Veränderung, wenn wir uns schon in unserem Leid eingerichtet haben	Walnut
	wenn wir in der Vergangenheit festhängen	Honeysuckle
	wenn wir tun, als wäre alles gut	Agrimony
	zusammen mit depressiver Verstimmung	Mustard
	bei Selbstzweifel	Larch
	bei Resignation	Wild Rose
	wenn uns der Mut bei einer Aufgabe verlässt	Elm

nachtragend		Honeysuckle
	mit Chefallüren	Vervain
	ohne Milde	Vine
Neid		Holly
	andere sind Schuld	Willow
Nervosität	mit Ungeduld	Impatiens
	aus Stress	Elm
	durch mangelndem Selbst-vertrauen	Larch
	aus Sorge	Red Chestnut
	aus Übereifer	Vervain
	zeigt sie nicht	Agrimony
	innerer Hibbel	Aspen
	Angst vor Kontrollverlust	Cherry Plum
Neues	einlassen auf, Abschluss der Vergangenheit	Honeysuckle
	einlassen auf, bei Veränderungen	Walnut
	meiden aus Pessimissmus	Gentian
nörgelnd	ständig	Beech
Oberflächlichkeit	aus Ungeduld	Impatiens
	weil man nicht genau hinsehen möchte	Agrimony
	aus Angst vor Nähe	Water Violet
Ohnmachts-neigung		Clematis
Opfer	fühlt sich als	Willow
	opfert sich ungefragt	Chicory
	kann nicht Nein sagen	Centaury
Optimismus	fehlt aus Hoffnungslosigkeit	Gorse
	fehlt weil Pessimist	Gentian
	übermäßig, realitätsfern	Clematis
Ordnungssinn	übertrieben	Crab Apple
	nur bei sich selbst	Rock Water

Panik		Rock Rose
	grundlos	Aspen
	wegen Stress	Elm
	bei Angst vor Kontrollverlust	Cherry Plum
	bei Trauma	Star of Bethlehem / Rescue
Pausen	gönnt sich keine aus Verantwortungsgefühl	Oak
	gönnt sich keine aus Selbstdisziplin	Rock Water
Perfektionismus	bei Ordnung und Sauberkeit	Crab Apple
	sich selbst gegenüber	Rock Water
	anderen gegenüber	Vine
	mit zu viel Ehrgeiz	Oak
Pessimismus	wenn wir immer alles schwarz sehen	Gentian
	aus Hoffnungslosigkeit	Gorse
	wenn wir uns als Opfer fühlen	Willow
	Gedankenkreisen (evtl. zus. mit Gentian)	White Chestnut
	bei akuter Verzweiflung	Sweet Chestnut
	bei Schwermut und Trauer	Mustard
	vor lauter Erschöpfung	Olive
Pflichtbewusstsein	zu viel Ehrgeiz und/oder Verantwortungsgefühl	Oak
	ohne Pause immer weiter	Rock Water
	steht nicht zu eigenen Bedürfnissen	Agrimony
	mit Altruismus	Vervain
	"komme was wolle"	Vine
Protestpinkeln	richtet sich gegen ein bestimmtes Wesen	Holly
	allgemeine Intoleranz	Beech

Prüfungen	geringer Selbstwert	Larch
	mit Apträumen	Rock Rose
	wenn wir an nichts anderes denken können	White Chestnut
	Angst davor	Mimulus
	weil wir vorher durchge-fallen sind	Honeysuckle
	bei Überforderung, auch im Vorfeld	Elm
	bei Perfektionsdrang	Rock Water
	Gefühl von Benachteiligung	Willow
	geht von Misserfolg aus	Gentian
	bei Konzentrationsstörun-gen	Clematis
	wenn wir immer dieselben Fehler machen	Chestnut Bud
	Angst bei Wiederholung	Pine
Pubertät		Walnut
	mit Dominanz oder Aggression	Beech
Putzen	häufiges	Crab Apple
Rachsucht		Holly
	aus Opfergedanken	Willow
Rastlosigkeit		Impatiens
Ratschläge	anfällig für	Walnut
	anfällig für R. weil wir unse-rer Intuition nicht trauen	Cerato
	anfällig für R. weil wir uns unabkömmlich machen wollen	Chicory
Reden	Angst vor Menschen zu	Mimulus
Redeschwall		Heather
Reflektion	mangelnde	Chestnut Bud
Reizschwelle	niedrig	Holly
Renteneintritt	Unterstützung	Walnut

Resignation	innerlich abgefunden	Wild Rose
	sieht sich als Opfer	Willow
	fügt sich ins Schicksal	Gorse
	hoffnungslos	Gorse
	pessimistisch	Gentian
	nach Trauma	Star of Bethlehem
	sieht keinen Ausweg	Sweet Chestnut
	apathisch	Wild Rose
	träumt sich weg	Clematis
Ressourcen	nutzen und einteilen	Hornbeam
Reue	Schuldgefühle	Pine
Rücksichtslosig-keit	"geht über Leichen"	Vine
	überrennt andere Menschen	Impatiens
	mit Aggressionen	Holly
Rückzug	innerer	Clematis
	ist sich selbst genug	Water Violet
Ruhebedürftigkeit	übermäßig	Mimulus
	gönnt sich keine Ruhe	Oak
Sauberkeit	zwanghaft	Crab Apple
Schattenseiten	nicht erkennen	Agrimony
Schicksal	aussöhnen mit	Willow
	glaubt an keine Änderung	Gorse
	fügt sich apathisch	Wild Rose
	Tendenz, sich aufzugeben	Gorse
	nach Trauma	Star of Bethlehem
	überwinden eines Schicksalsschlag	Honeysuckle
Schlafstörungen	mit Kopfkarussell	White Chestnut
	mit diffusen Ängsten	Aspen
	durch Unruhe	Impatiens
	aus Sorge	Red Chestnut
	aus Stress	Oak
	aus Erschöpfung	Olive

	aus Überforderung vom Alltag	Hornbeam
	unruhig	Aspen
	schläft viel am Tag	Scleranthus
	erhöhtes Bedürfnis nach Schlaf	Mustard
	durch Langeweile	Hornbeam
Schlaflosigkeit	wenn alleine	Red Chestnut
	wechselt oft	Scleranthus
schlechtes Gewissen		Pine
Schneckenhaus	verkriecht sich ins S. wegen Trauma	Star of Bethlehem
	aus Schuldgefühl	Pine
	weil wir uns selbst genügen	Water Violet
Schock	auch *Rescue*	Star of Bethlehem
Schreckhaftigkeit	aus Schuldgefühl	Pine
	durch Dünnhäutigkeit	Aspen
Schüchternheit	geringer Selbstwert	Larch
	aus Angst	Aspen
Schuldgefühle		Pine
Seelenrück-führung	Nachbehandlung	Star of Bethlehem
Selbstaufopferung	weil wir nicht Nein sagen können	Centaury
	weil wir uns Dank erhoffen	Chicorry
Selbstbeherr-schung	mangelnde	Vine
	mangelnde, mit fehlendem Mitgefühl	Beech
	mangelnde, wenn andere schuld sind und wir das Opfer	Willow
	mangelnde, wenn wir die Schuld der Vergangenheit nicht loslassen können	Honeysuckle
	Gedankenkarussell	White Chestnut

	wenn aus Schuldzuweisung Hass geworden ist	Holly
Selbstbewusstsein	mangelndes	Larch
	mangelndes, tut aber als ob	Agrimony
Selbstfindung (prozessbegleitend)	wenn es schwer fällt, gnädig mit uns zu sein	Rock Water
	bei Ungeduld im Prozess	Impatiens
	wenn wir Schuldgefühle haben, die uns am nächsten Schritt hindern	Pine
	bei Unlebendigkeit	Wild Rose
	wenn wir das Ziel aus den Augen verloren haben	Wild Oat
	wenn wir uns selbst unter Druck setzen	Vervain
	wenn die Gelassenheit anderen gegenüber fehlt	Vine
	wenn uns der Boden unter den Füßen fehlt (zu lange Meditation)	Clematis
	wenn wir unserer Intuition nicht trauen	Cerato
Selbstgespräche		White Chestnut
Selbstmitleid		Chicory
	vor anderen	Heather
	weil Opfer	Willow
Selbstsicherheit	mangelnde, wankelmütig	Scleranthus
	mehr	Larch
Selbstverstümmelung		Beech
Selbstvertrauen		Larch
	fehlt, weil wir uns mit Tagträumen aus der Realität beamen	Clematis
	fehlt, weil wir uns in der Vergangeheit aufhalten	Honeysuckle

	bei Angst vor der eigenen Kraft	Mimulus
	wenn uns Gefühle wie Hass, Neid und Gier von der eigenen Kraft abhalten	Holly
	wenn unser eigener Wille zu schwach ist	Centaury
	fehlt, bei Veränderungen	Walnut
	sich auf die eigene Intuition verlassen	Cerato
	wenn Schuldgefühle unser Selbstvertrauen unterwandern	Pine
	wenn uns etwas bestimmtes überfordert und das Selbstvertrauen nimmt	Elm
	wenn wir immer dieselben Fehler machen und dadurch kein Selbstvertrauen mehr haben	Chestnut Bud
Selbstvorwürfe		Pine
Selbstzweifel		Larch
Sensibilität	übermäßig	Aspen
	mangelnde	Cerato
	anerkennen	Mimulus
Sexualität	ekel sich davor	Crab Apple
	Angst davor	Mimulus
	Versagensangst	Larch
	Angst vor Kontrollverlust	Cherry Plum
	verbunden mit Trauma	Star of Bethlehem
	schlechte Erfahrungen in Vergangenheit	Honeysuckle
sich aufgeben	apathisch	Wild Rose
	fühlt sich im dunklen Loch	Gentian
	grundlos	Mustard
	aus Verzweiflung	Sweet Chestnut

skeptisch	geht vom Schlechtesten aus	Gentian
	traut anderen nichts zu	Vine
	traut seinem Gefühl nicht	Cerato
sorgt sich	übermäßig	Red Chestnut
Sozialverhalten	nicht gelernt	Cerato
	schlecht, mit Aggressionen	Beech
Sprunghaftigkeit		Scleranthus
Stärke	innere, mangelnde	Centaury
Starrheit		Vervain
Sterbebegleitung		Gorse
Stereotypen		White Chestnut
Stimmungs-schwankungen		Scleranthus
Stolz	mangelnde Demut	Water Violet
Streicheleinheiten	mag keine	Water Violet
streitsüchtig		Vine
Stress	eigene Hektik und Unge-duld	Impatiens
	setzt sich selbst unter Stress	Vervain
	total erschöpft durch Stress	Olive
	innerlich hibbelig	Aspen
	Überforderung macht uns Stress	Elm
	erkennt eigene Grenzen nicht	Oak
	erwartet zuviel von sich und stresst sich selbst	Rock Water
	durch nicht gezeigte Gefühle	Cherry Plum
	wenn wir nicht Nein sagen können	Centaury
Stubenreinheit	mangelnde	Chestnut Bud
Symbiose	mit anderem Menschen	Centaury
	weil wir alleine nichts wert sind	Larch

	aus Schuldgefühl	Pine
	weil sich der andere festklammert	Willow
	wir machen tapfer weiter	Oak
	aus Besitzansprüchen	Chicory
	weil wir der einzig wahre Partner für den anderen Menschen sind	Vine
Tagträume	flüchten in Tagträume	Clematis
Tatendrang	zu viel	Vervain
Teilnahmslosigkeit		Wild Rose
Therapie-blockaden		Star of Bethlehem
Therapie-rückschläge		Gorse
Ticks	bei Ungeduld	Impatiens
	neigen zu (Tiere)	Agrimony
	zwanghaft	White Chestnut
Tod	verarbeiten von	Star of Bethlehem
	einfügen in die Situation	Walnut
	Vergangenheit loslassen	Honeysuckle
Toleranz	mangelnde	Beech
	weil man dem anderen nichts gönnt	Holly
	Besserwisser	Vine
	übermäßig aus mangelnder Abgrenzung	Centaury
	übermäßig aus Angst, intolerant zu wirken	Beech
Trance	fällt bei Stereotypen in eine T.	White Chestnut
Transformations-prozess	unterstützt bei Stagnation	Sweet Chestnut
Träumer		Clematis

Trauer	Glaube an Besserung verloren	Gentian
	grundlos	Mustard
	mit Verzweiflung	Sweet Chestnut
	mit Hoffnungslosigkeit	Gorse
	mit Angst vor Kraft der eigenen Gefühle	Cherry Plum
	wenn wir trotzdem tapfer weitermachen	Oak
	auf Grund unverarbeitetem Trauma	Star of Bethlehem
	bei Opfergefühlen	Willow
Trauma		Star of Bethlehem
	bei Gedankenkreisen	White Chestnut
	hilft, die Vergangenheit ruhen zu lassen	Honeysuckle
	nimmt die Schwere	Mustard
	nimmt die Verzweiflung	Sweet Chestnut
	hilft, Selbstmitleid zu erkennen und zu lösen	Chicory
	hilft bei Schuldgefühlen	Pine
	hilft, sich auf eine Veränderung einzulassen	Walnut
Träume realisieren	Unterstützung beim	Clematis
Trennungsschmerz	bei Schock	Star of Bethlehem
	hängen an Vergangenheit und Weigerung, ins Jetzt zu gehen	Honeysuckle
	Flucht in Tagträume	Clematis
	mit depressiver Verstimmung	Mustard
	Tendenz zur Isolation	Water Violet
	bei Schuldgefühlen	Pine
	wenn wir uns als Opfer sehen	Willow
	Gedankenkreisen	White Chestnut

	akute Verzweiflung	Sweet Chestnut
	wenn wir morgens meinen, den Tag nicht zu überstehen	Hornbeam
	hysterisch	Rock Rose
	verstecken der wahren Gefühle	Agrimony
	mit Pessimismus	Gentian
	mit Resignation	Gorse
	mit Apathie	Wild Rose
	zu früh von Mutter weg	Cerato
Trost	kann nicht annehmen	Water Violet
Tyrann		Vine
Unausgeglichen-heit		Scleranthus
	weil kein Ziel vor Augen	Wild Oat
	mit Ungeduld	Impatiens
unberechenbar		Scleranthus
Übellaunigkeit		Willow
	morgens	Hornbeam
Überaktivität		Vervain
Überarbeitung	weil alles perfekt sein muss	Rock Water
	weil eigene Grenzen ignoriert werden	Oak
	durch Übereifer	Vervain
	zeitweise	Elm
Überblick	fehlt	Elm
Übereifer		Vervain
Überforderung	sich selbst	Vervain
	aus Pflichtgefühl	Oak
	vom Alltag	Hornbeam
	zeitweise	Elm
	weil wir nicht ablehnen konnten	Centaury
	allgemein	Olive
	von einem Projekt	Elm

	durch Veränderung	Walnut
	weil wir aus Fehlern nicht lernen	Chestnut Bud
	wenn wir Hilfe nicht annehmen können	Oak
	aus Perfektionismus	Rock Water
	wegen "der guten Sache"	Vervain
	aus mangelndem Selbstvertrauen	Larch
Übergänge		Walnut
Übermutter/ -vater		Chicory
	aus Sorge	Red Chestnut
Überreaktion	Angst vor	Cherry Plum
Umzug		Walnut
unausgeglichen	weil wir das Ziel nicht kennen	Wild Oat
	weil wir uns nicht entscheiden können	Scleranthus
unbeherrscht		Cherry Plum
	mit Aggressionen	Vine
undiplomatisch		Impatiens
unentschlossen		Scleranthus
Unfähigkeit	findet andere unfähig	Vine
	fühlt sich selbst unfähig	Larch
	kann nicht Nein sagen	Centaury
	sich auf andere einzulassen	Water Violet
Unfall	erst mal *Rescue*	Star of Bethlehem
Ungeduld		Impatiens
Ungenauigkeit		Impatiens
Unklarheit	allgemein	Clematis
	auf Beruf und Ziel bezogen	Wild Oat
unkonzentriert		White Chestnut
	macht immer dieselben Fehler	Chestnut Bud

	weiß nichts mit sich anzufangen	Wild Oat
unlebendig	fühlt sich	Wild Rose
unnahbar		Water Violet
Unordnung		Crab Apple
	durch Apathie	Wild Rose
	durch depressive Verstimmung	Mustard
Unsauberkeit	aus Wut oder Protest	Beech
	weil es nicht gelernt wurde	Chestnut Bud
	aus Angst	Mimulus
Unruhe	bei hohem Aktivitätslevel	Vervain
	innere	Aspen
	mit Ungeduld	Impatiens
	aus Angst	Mimulus
	aus Sorge	Red Chestnut
	zeigt sie nicht	Agrimony
	mit Stereotypen	White Chestnut
	mit Kontrollverlust	Cherry Plum
Unselbstständigkeit	aus Unsicherheit	Cerato
	aus mangelndem Selbstvertrauen	Larch
Unsicherheit	weil wir nicht gut genug sind	Larch
	bei Entscheidungen	Scleranthus
	durch mangelndes Vertrauen	Gentian
	gegenüber der eigenen Intuition	Cerato
	bei emotionalen Entscheidungen	Walnut
	weil wir nicht genügen	Heather
	wenn Angst dahinter steht	Mimulus
	wenn wir uns als Opfer fühlen	Willow

	die Verantwortung zu übernehmen	Elm
	wenn wir uns zu sehr von anderen beeinflussen lassen	Walnut
	über das eigene Lebensziel	Wild Oat
	zeigt sie nicht	Agrimony
Unterordnung	kritiklos	Centaury
	unfähig zur	Vine
Unterwürfigkeit		Centaury
Unzufriedenheit	wenn wir nichts mit unserem Leben anzufangen wissen	Wild Oat
	mit sich selbst	Rock Water
	mit anderen	Chicory
	wenn sie zu depressiven Verstimmungen führt	Mustard
	bei "Bewegungsunfähigkeit"	Wild Rose
	wenn wir uns als Opfer fühlen	Willow
	wenn wir selbst Schuld sind	Pine
	Gedankenkarussell	White Chestnut
	wenn aus Unzufriedenheit akute Verzweiflung geworden ist	Sweet Chestnut
Unordnung	im Kopf	White Chestnut
	bei Verbreitung von Chaos durch geistige Abwesenheit	Clematis
	ekelt sich vor	Crab Apple
	kann Unordnung nicht aushalten, weil er selbst sehr ordentlich ist	Vine
	bei Wiederholungstätern	Chestnut Bud
	wenn man ständig daran herum kritisiert	Beech
	wenn die Unordnung aggressiv macht	Cherry Plum

	wenn wir aus einer depressiven Stimmung heraus unordentlich sind	Mustard
Veränderungen	annehmen	Walnut
	Hilfe bei der Zielsetzung	Wild Oat
	Angst vor Veränderung	Mimulus
	scheitern, weil an der Vergangenheit festgehalten wird	Honesysuckle
	scheitern, weil das Selbstbewusstsein fehlt	Larch
	tappen immer in dieselbe Falle	Chestnut Bud
	wenn uns die Antriebskraft fehlt	Wild Rose
	wenn wir zu erschöpft sind, um Veränderungen in das Leben zu lassen	Olive
	wenn wir zu pessimistisch sind und nicht daran glauben	Gentian
	skeptisch bei	Mimulus
	mag keine bei sich selbst	Rock Water
Verantwortung	bei jedem Fehler übernehmen	Pine
	zu hohes Verantwortungsgefühl	Oak
	Vergangenheit hinter sich lassen und Eigenverantwortung übernehmen	Honeysuckle
	keine für andere übernehmen wollen	Water Violet
	fühlt sich der Verantwortung nicht gewachsen	Elm
	für eigene Entscheidung übernehmen	Cerato
	mangelnde, fühlt sich als Opfer	Willow

Verbitterung		Willow
Vergangenheit	loslassen	Honeysuckle
Vergebung	hilft zu	Willow
Verletzungen		Star of Bethlehem
	wenn alte Verletzungen unser Selbstvertrauen schmälern	Larch
	wenn wir die Vergangenheit nicht loslassen können	Honeysuckle
	Angst vor Verletzungen	Mimulus
	bei der Tendenz, ins Schneckehaus zu kriechen	Water Violet
	bei Resignation	Wild Rose
	bei immer gleichen Ver-letzungen (seelisch oder körperlich)	Chestnut Bud
	bei Verbitterung auf Grund erlittener Verletzungen	Willow
Verlust	traumatisch	Star of Bethlehem
	Verarbeitung von	Honeysuckle
Verrückt	Angst davor, es zu werden	Cherry Plum
Vertrauen	mangelndes, grundsätzlich	Gentian
	mangelndes, aus Angst vor Verletzungen	Mimulus
	mangelndes, aus schlechter Erfahrung	Honeysuckle
	aufbauen	Gentian
verzeihen	kann nicht	Honeysuckle
Verzweiflung	akut	Sweet Chestnut
Visionär	übereifrig	Vervain
Vorahnungen		Aspen
wankelmütig		Scleranthus
Wechselhaftigkeit		Scleranthus
wechselt ständig Platz		Scleranthus

Weltschmerz		Mustard
Willen	zu schwach	Centaury
	zeigt seinen Willen nicht	Agrimony
	hat aufgegeben	Gorse
Wohnungswechsel		Walnut
Wut		Holly
	bei Widerspruch	Vine
	unkontrollierte Ausbrüche	Cherry Plum
Zeit	nimmt sich keine	Rock Water
Zeitdruck	setzt sich unter	Impatiens
Zerstörungswut	allgemein	Holly
	richtet sich an eine Person	Chicory
	weil es nicht nach dem eigenen Willen geht	Vine
	will im Mittelpunkt stehen	Heather
	plötzlich	Cherry Plum
Ziele	fehlen	Wild Oat
Zittern	weil alles zu viel ist	Aspen
	aus Ungeduld	Impatiens
	aus Angst	Mimulus
	aus Panik	Rock Rose
zuhören können	unterstützt das	Heather
zurückgezogen	und hoffnunglos	Gorse
	apathisch	Wild Rose
	aus Pessimismus	Gentian
	ist sich selbst genug	Water Violet
zurückhaltend		Water Violet
	aus Angst	Mimulus
	aus Unsicherheit	Larch
Zusammenbruch		Sweet Chestnut
Zuwendungsfähigkeit	mangelnde	Heather
Zwangsgedanken		White Chestnut

zweifeln	an sich	Larch
	an seiner Wahrnehmung	Cerato
	an den anderen	Vine
	das Projekt zu schaffen	Elm
	tut, als hätte er keine	Agrimony
Zwingererfahrung	träumt sich weg	Clematis
	kann nicht verwinden	Honeysuckle
	traumatisch	Star of Bethlehem
	traut der neuen Situation nicht	Walnut

Danksagung

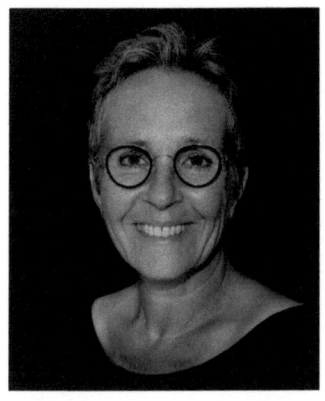

Mein großer Dank gilt meinen zwei- und vierbeinigen Patienten, durch die ich so viel lernen durfte, sowie meinen himmlischen Lehrern.

Meine Tochter Annika hat den größten Teil des Manuskripts mit viel Geduld Korrektur gelesen und ewig am Telefon verbracht, um mir die Änderungen durchzugeben. Sollte dennoch ein Komma falsch gesetzt, oder ein Buchstabe verschollen sein, kann sie ihre Hände in Unschuld waschen, ich habe nach ihrer Korrektur nochmal manches umformuliert.... vielen Dank für deine große Hilfe!

Außerdem geht mein Dank an Claudi Widder, einer wunderbaren Tierkommunikatorin und Freundin (www.gespraeche-mit-tieren.com), von der ich (gemeinsam mit Christine Beckmann) während meiner Ausbildung zur Tierkommunikation viel über unsere tierischen Begleiter lernen durfte. Claudi hat mich unzählige Male weiterempfohlen, wodurch ich inzwischen Tieren eine ebensolche Behandlung zukommen lassen kann, wie früher Menschen. Von ihr kam auch der Kontakt zu Sabine Busche, einer begnadeten Grafikerin (www.redheaddesign.de), der ich es zu verdanken habe, dass ich mich nicht Monate mit einem Satzprogramm herum prügeln musste. Vielen Dank, ihr Lieben.

Das Foto von mir ist von meinem Schwager Thomas Dürr gemacht worden (www.thomas-duerr-fotografie). Vielen Dank dafür!

Unseren drei Hunden verdanke ich, neben jeder Menge Erkenntnisse und innerem Wachstum, bedingungsloser Zuneigung und unerschöpflichen Treue, dass ich nicht am Schreibtischstuhl festklebe und immer wieder freundlich genötigt werde, meinen Hintern Richtung Wald zu bewegen.

Mein allergrößter Dank gilt aber meinem Mann Rainer. Ohne ihn hätten meine Füße keinen Boden und mein Herz kein Zuhause.

Zum Schluss

Näheres zu mir, meiner Arbeit, den Seminaren und Büchern findest du unter **www.aruna-siewert.de** und **www.finn-seelenspiegel.de.** Von dort kannst du auch gerne Kontakt aufnehmen, Feedback schicken oder es auf der Homepage hinterlassen.

Apropos... dieses Buch ist neben „Finn Seelenspiegel" das zweite, das im Selbstverlag erscheint. Es braucht Mund-zu-Mund Propaganda, teilen, liken, bewerten, Kommentare bei Amazon (ja, ich finde sie auch nicht toll, aber zur Verbreitung sind sie leider unumgänglich) und all solche Dinge. Wer mag, kann so gerne helfen, die wunderbaren Bach-Blüten wieder salonfähig zu machen – Menschen und Tiere werden dankbar sein.

In diesem Sinne, tausend Dank und vielleicht treffen wir uns einmal auf einem Seminar oder einfach bei einem Kaffee im wunderschönen Wendland.

Von mir sind bei Gräfe und Unzer folgende Bücher erschienen:

Quickfinder Bach-Blüten, 2010
Pflanzliche Antibiotika, 2013
Natürliche Psychopharmaka, 2015
Gesund älter werden, 2017
Natürliches Doping, 2018

Mein Herzensbuch ist aber **„Finn Seelenspiegel – Die ersten Jahre mit meinem Tierschutzhund"**, 2017 bei BoD.